当本草与诗词相遇

王诗源　尹永田　**主编**

耿雪梅　刘子祯　杜　静　赵庆洋

秦玉婷　李亚萍　张　萌　　　　**副主编**

U0364197

全国百佳图书出版单位
中国中医药出版社
·北 京·

图书在版编目（CIP）数据

当本草与诗词相遇 / 王诗源 , 尹永田主编 . –– 北京：
中国中医药出版社 , 2024.9（2025.3重印）
ISBN 978–7–5132–8651–0

Ⅰ . ①当… Ⅱ . ①王… ②尹… Ⅲ . ①中国医药学—
青少年读物 Ⅳ . ① R2–49

中国国家版本馆 CIP 数据核字 (2024) 第 021934 号

中国中医药出版社出版

北京经济技术开发区科创十三街 31 号院二区 8 号楼
邮政编码　100176
传真　010–64405721
北京盛通印刷股份有限公司印刷
各地新华书店经销

开本 880×1230　1/32　印张 5　字数 44 千字
2024 年 9 月第 1 版　2025 年 3 月第 2 次印刷
书号　ISBN 978 – 7 – 5132 – 8651 – 0

定价　28.00 元
网址　www.cptcm.com

服 务 热 线　010–64405510
购 书 热 线　010–89535836
维 权 打 假　010–64405753

微信服务号　zgzyycbs
微商城网址　https://kdt.im/LIdUGr
官 方 微 博　http://e.weibo.com/cptcm
天猫旗舰店网址　https://zgzyycbs.tmall.com

如有印装质量问题请与本社出版部联系（010–64405510）
版权专有　侵权必究

内容提要

　　本书以诗词与本草互鉴，通过发掘诗词中所蕴含的常见本草典故与故事，借以阐述古典中国文化的内涵，以这样的方式，将中国古典的哲学智慧，或者中国传统的一些养生文化理念娓娓道来，可使读者在欣赏诗词的同时，理解中国传统文化，也可以使读者在阅读传统典故与故事的基础上，对中医药知识有所了解。本书文字浅显易懂，可供大众读者阅读欣赏，也可作为广大中小学生了解中国传统文化及中医药知识的普及读本。

目　录

槐

芗林五十咏·槐阴墁

宋·杨万里

阴作官街绿，花催举子黄。
公家有三树，犹带凤池香。

"朝为田舍郎，暮登天子堂"，读书人赶考入仕是古代天下寒士出人头地的重要方式。杨万里的这首诗描绘了槐花盛开时节，举人们参加科举考试的情景。在古代，"槐"与"怀"同音，有

"怀才"的寓意，东汉郑玄曰："槐之言怀也，怀来人于此，欲与之谋。"槐树成为了招觅人才的象征。而且槐花盛开的季节正是科考的时节，所以槐树便逐渐与科举考试联系在一起。如唐朝常以"槐"指代科举考试，考试的年头称为"槐秋"，举子赴考则称为"踏槐花"。唐代李淖《秦中岁时记》所写"槐花黄，举子忙"，宋代诗人黄庭坚所写"槐催举子著花黄，来食邯郸道上粱"等，说的都是槐花盛开时节举人们参加科举考试的情景。《梦溪笔谈》记录了这样一段趣闻："学士院第三厅学士阁子，当前有一巨槐，素号'槐厅'。旧传居此阁者多至入相，学士争槐厅，至有抵彻前人行李而强据之者。"意思是当时的学士为了图吉利，争相入住"槐厅"，以至于常有刚刚到任就强行搬出前任行李物品而抢占此厅的情况。

槐的花蕾、花及果实都是常用的中药材。夏季花未开放时的花蕾称为"槐米"，花开放后则称为"槐花"，而槐的成熟果实则称为"槐角"，又称"槐实"，三者功效相似，都具有很好的凉血止血、清肝泻火的作用，经常被用来治疗便血及痔疮出血等。

带给人们夏日清香的槐树，在传统文化中是尊贵的象征。《周礼》曰："面三槐，三公位焉。"即栽三棵槐树象征司马、司空、司徒的品位，因此"槐"与同样是权力和地位象征的"鼎"并称"槐鼎"，代指执政高位。如《宋书·王弘传》中就有"正位槐鼎，统理神州"的记载。

《说文解字》曰："槐，木也，从木，鬼声。"《春秋元命苞》曰："树槐，听讼其下。"注云："槐之言归也，情见归实也。"古人认为在槐树下察理讼诉，能够做到断案公正。因此古代衙门内往往栽种槐树，象征着庄重威严、忠诚正义，所以衙门又常被称为"槐衙"。正因为槐树有如此多的政治色彩，因此历史上有很多典故都与槐树有关。例如《晏子春秋》记载了一段与槐树有关的史实：齐景公很喜欢槐树，曾制订过"犯槐者刑，伤之者死"的规定。一次，有人误伤了槐树被抓，这人的女儿去找时任宰相的晏子，阐述了自己的看法："以树木之故罪法妾父，妾恐其伤察吏之法，而害明君之义也。邻国闻之，皆谓吾君爱树而贱人，其可乎？"意思是因为无意损害了一棵槐树，就要治我父亲的罪，这样做会伤及本应真正区分是非的法令，也会损害英明君主的道义，邻国要是听说此事，也会说我们的国君重视树木而轻视人命。晏子将此情向齐景公作了汇报，景公颇受触动，遂令"罢守槐之役，拔置县之木，废伤槐之法，出犯槐之囚"。

历史上还有一个"触槐而死"的典故，讲的是晋灵公执政时期，贪图享乐，残虐不仁，受到了正直的佐政大夫赵盾多次劝谏，晋灵公不胜其烦，便命大力士鉏麑（chú ní）去刺杀赵盾。一天黎明前，鉏麑潜入了赵盾家，发现赵盾勤于国事，早已穿戴好准备上朝，因为时间还早，就坐在那里闭目养神。赵盾的勤勉和正直感动了鉏麑，鉏麑为难地感叹："不忘恭敬，民之主也。贼民之主，不忠。弃君之命，不信。有一于此，不如死也。"意思是赵盾是一个不忘自己使命的人，是为人民做主的人，刺死这样的人，我就是不忠。可违背君王的命令，则是失信。左右为难之下，鉏麑一头碰死在门口的槐树下。

侧柏

蜀相

唐·杜甫

丞相祠堂何处寻，锦官城外柏森森。
映阶碧草自春色，隔叶黄鹂空好音。
三顾频烦天下计，两朝开济老臣心。
出师未捷身先死，长使英雄泪满襟。

　　柏树和松树一样，都是经冬不凋的长青之木，因此总是与"威武不能屈"的坚贞品格和无畏精神联系在一起，正所谓"时穷节乃现，世乱识忠臣"。孔子说："岁寒，然后知松柏之后凋也。"荀子也用松柏来比喻君子："岁不寒无以知松柏，事不难无以知君子。"杜甫在《蜀相》中用"丞相祠堂何处寻，锦官城外柏森森"描述了武侯祠外柏树郁郁森森的景象，正如诸葛亮一生"鞠躬尽瘁，死而后已"，堪称其写照。

明朝名臣、民族英雄于谦也以柏树明志："北风吹，吹我庭前柏树枝。树坚不怕风吹动，节操棱棱还自持，冰霜历尽心不移。"乐府诗《孔雀东南飞》中的两位男女主人公殉情后，"两家求合葬，合葬华山傍，东西植松柏，左右种梧桐，枝枝相覆盖，叶叶相交通"，松柏也象征了二人忠贞不渝的永恒爱情。

　　柏树清高的品格还缘于其不似他木向阳茂盛，柏树往往多西向繁茂。宋代医药学家寇宗奭曾感慨："尝官陕西，每高望之，虽千万株皆一一西指。盖此木为至坚之木，不畏霜雪，得木之正气，他木不逮也。"我国传统五行学说将东、西、南、北、中分别与青、白、赤、黑、黄五色相对应。柏树生长时指向西方，而"西"与"白"对应，故而称其为"柏"。李时珍说，按魏子才《六书精蕴》曰："盖阴木而有贞德者，故字从白。白者，西方也。"宋代陆佃在其所做的训诂著作《埤雅》中写道："柏之指西，犹针之指南也。"此外，古人在墓地多种植柏树，除了柏为阴木的原因外，还源于一种民间说法：有一种名叫魍魉（wǎng liǎng）的怪兽，总在夜间出来挖掘坟墓，取食尸体，但其性惧怕柏树，所以古人常在墓地种植柏树以震慑此怪，防其作恶。

四季葱郁、高大挺拔的柏树，象征着气节、坚贞和永恒，所以很多古代坛庙、园林、陵寝等处，都有苍老遒劲、巍峨挺立的古柏，如陕西黄帝陵、山东泰山、山西晋祠等地均有树龄超过2000年的侧柏，这些古树名木是中华民族历史悠久的象征，被人们誉为"国之瑰宝""绿色文物"。黄帝陵有千年以上的侧柏古树3万余株，是我国最古老、保存最完好的侧柏古树群，相传"黄帝手植柏"已有5000多年的历史，被称作"世界柏树之父"。

　　柏树的药用价值也非常高，侧柏树的嫩枝叶是一味常用的中药——侧柏叶，具有凉血止血、化痰止咳、生发乌发的作用，对于严重脱发，可以采摘新鲜的侧柏叶煎煮洗发。而柏树的种仁柏子仁也是一味中药，《神农本草经》称其"主惊悸，安五脏，益气，除风湿痹，久服令人润泽美色，耳目聪明，不饥不老，轻身延年"。明代医药学家李时珍在《本草纲目》将柏子仁推崇为"透心肾，益脾胃，盖仙家上品药"。这都是禀承天地之正气，"不假灌溉而能寿"的柏树赋予苍生的恩泽。

丁香

代赠

唐·李商隐

楼上黄昏欲望休，玉梯横绝月如钩。

芭蕉不展丁香结，同向春风各自愁。

　　这首诗描写了黄昏时分，月光下诗人的相思之情。愁思如同尚未展开的芭蕉心和含苞未展的丁香结，表达了一种情人之间的哀怨之情。诗句中的丁香是我们日常生活中常见的观赏花卉，在中国有 1000 多年的栽种历史。

丁香花不仅种类繁多，花色娇艳，而且花香浓郁。丁香花朵纤瘦幽柔，给人欲言又止之感，而其花朵未开时，圆锥状的花蕾密布枝头，状如心形，常被古代文人墨客比作愁心不展，因而被称为"丁香结"，用来表达忧愁思虑和离愁别恨。除了李商隐的"芭蕉不展丁香结，同向春风各自愁"的名句，五代南唐中主李璟的"青鸟不传云外信，丁香空结雨中愁"，宋代贺铸的"欲知方寸，共有几许清愁，芭蕉不展丁香结"，王雱的"相思只在丁香枝上，豆蔻梢头"，无一不是把愁思系在那丁香结之上。

而药用丁香和观赏用的丁香花是两种截然不同的植物，药用丁香为桃金娘科植物，原产于印度尼西亚，是我国古代传统进口药材之一，因其果实种仁由两片形若鸡舌的子叶合抱而成，宛若鸡舌，故古时有名曰"鸡舌香"，其味辛性温，气味芳香，可用于治疗呃逆、呕吐、反胃、痢疾、心腹冷痛、疝气等病症。

药用丁香还可以作为香料。西汉时期，印尼爪哇使臣来汉朝觐见皇帝，就口含丁香，吐气芬芳，口含鸡舌香面圣遂成为一种常见的礼节。沈括在《梦溪笔谈》中也写道："郎官口含鸡舌香，欲其奏事对答，其气芬芳。此正谓丁香治口气，至今方书为然。"后来含鸡舌香也常用来代指在朝为官、面君议政。唐代刘禹锡曾在刚被贬为郎州司马时，写过"新恩共理犬牙地，昨日同含鸡舌香"的诗句，意思是皇帝现在派我们来治理这种犬牙（蛮荒的地方）之地，而昨天我们还曾经一同口含鸡舌香（在朝堂之上共事）；还有白居易的诗句"对秉鹅毛笔，俱含鸡舌香"，也是说的同朝议政。

关于鸡舌香还有一段趣闻，东汉桓帝时，有一位名叫刁存的大臣，一天上朝面奏时，桓帝赐给刁存一个状如钉子的东西，命他含到嘴里。刁存不知何物，但王命不可违，只得将其放入口中，心想必定是皇帝赐死的毒药，下朝后便急忙回家与家人诀别。一家人悲悲戚戚，不胜悲凉。此时，恰好友人到访，听闻此事，觉得有些奇怪，便让刁存把"毒药"吐出来看看。友人察看后，认出这不是什么毒药，而是一枚上等的鸡舌香。原来刁存年迈，患有口臭，桓帝听他面奏时，难以忍受其口中的异味，又不便说明，便以这种委婉的方式提醒他。赠人鸡舌香的还有曹操。很少有人知道曹操曾写给诸葛亮《与诸葛亮书》，其中写道："今奉鸡舌香五斤，以表微意。"曹操以鸡舌香相赠，是向诸葛亮示好，想争取诸葛亮归降，能来和他同朝为官，实为趣事一桩。

韭菜

杜老情何恨，东风夜雨春。

炊粱留客款，剪韭荐时新。

　　韭菜是我们生活中的常见蔬菜，其叶、花均可作蔬菜食用；种子等可入药，具有温补肝肾、壮阳固精的作用。在我国很早就有种植韭菜的历史记载，《诗经·豳风·七月》里说："四之日其蚕，献羔祭韭。"意思是在春四月之初，用小羊和韭菜来祭祀神灵;《礼记》中有"庶人春荐韭……韭以卵"，可能是用韭菜炒鸡蛋来祭祀祖先吧。元代王祯在《农书》中记载:"近城郭园圃之家，可种三十余畦。一月可割两次，所易之物，足供家费。"明代王世懋在《学圃杂疏》也记录"韭最获利"，由此可以看出历代韭菜种植的经济效益还是相当可观的。

农村俗语有"香椿芽，头刀韭，顶花黄瓜落花藕"，意思是鲜美的生蔬莫过于此四味。其中头刀韭，是指春天刚长出来的第一茬韭菜。经过了一个冬天的能量储存，头刀韭营养价值高，口感也极鲜美。《南齐书·周颙》中记载:

六朝的南齐名士周颙，清贫隐居，太子曾向他请教："菜食何味最胜？"他答曰："春初早韭，秋末晚菘。"指的是初春的头茬韭菜和秋末晚成的大白菜。

韭菜不仅在食用、药用方面有价值，在文人墨客的笔下也是一道翠绿的风景。如杜甫的"夜雨剪春韭，新炊间黄粱"，曹雪芹的"一畦春韭绿，十里稻花香"等诗句中，都有春韭的芬芳。还要提到的是闻名于世的五代时期杨凝式的行书作品《韭花帖》，《韭花帖》同王羲之《兰亭序》、颜真卿《祭侄季明文稿》、苏轼《黄州寒食诗帖》、王珣《伯远帖》并称为"天下五大行书"。杨凝式是五朝元老，官至太子太保。一次宫中派人给他送来了一盘韭花，不知是正好饿了还是韭花做得别致，杨凝式吃完后觉得沁人心脾，意犹未尽，当即写了一篇《韭花帖》谢恩。该帖行书丰厚雍容，厚重雄劲，圆浑流畅，后来一直作为宫中珍品被历代皇帝收藏，现存藏本分别藏于无锡博物院和台北故宫博物院。就这样，一盘韭花珍馐成就了一幅绝世佳作。

薏苡

和昌言官舍十题·薏苡

宋·司马光

佳实产南州，流传却山瘴。

如何马伏波，坐取丘山谤。

夫君道义白，复为神明相。

厉气与流言，安能逞无状。

薏苡是我国最早开发利用的禾本科植物之一，其种仁薏苡仁也是我国传统的药食两用的保健食品，具有利水消肿、健脾祛湿、镇痛消炎、清热排脓和增强免疫力等功效，唐朝时它就被列入宫廷膳食。司马光这首诗中蕴含了一个薏苡明珠的典故，这个典故来源于《后汉书》的"马援列传"。

东汉时期，交趾合浦一带（今两广、越南北部一带）出现叛乱，刘秀任命马援为伏波将军（伏波将军是古代的一种封号，伏波的意思就是降伏波涛）南征，马援带领大军很快就剿灭叛军，使岭南地区百姓得以安定。不仅如此，马援还兴修水利灌溉设施，造福当地百姓。不过当时南方气候湿热，将士水土不服，军中多出现手足无力、疼痛、下肢水肿等湿气类疾病。后来将士们用当地出产的薏苡仁来祛湿除瘴，效果非常明显。南方薏苡果实大，马援想把它们作为种子，引入中原地区栽培种植，在准备班师回朝时载了满满一车。因为交趾合浦一带盛产珍珠，很多权贵们认为马援装了满满一车珍珠、犀角等名贵物品，于是马援当众将薏苡仁倒入桂林漓江之中，谣言不攻自破。后人为纪念清廉奉公的马援将军，遂将此山称为伏波山，山中之洞称为还珠洞，这就是现在漓江边上的"伏波胜境"。后来"薏苡明珠"就成为一个用来比喻颠倒黑白、诬蔑诽谤等行为的成语。

等到马援死后，政敌梁松便又上书诬告马援之前从南方载回来珍珠、犀角等珍宝，刘秀听信谗言，剥夺了马援的爵位。马援家人也惶恐畏惧，不敢把马援的灵柩运回家族坟地安葬，只在城西荒地将其草草埋葬了事，马援的旧部宾客也都不敢前去吊唁，境况十分凄凉。马援的侄子马严和马援的妻子儿女们到朝廷请罪，光武帝拿出梁松的奏章给他们看，家人才知道马援蒙受了天大的冤枉。他们先后六次向皇帝上书，申诉冤情，言辞凄切，真相大白之后，光武帝令人厚葬马援。

历代有很多诗人都在诗词中用到"薏苡明珠"这个典故，如白居易的"侏儒饱笑东方朔，薏苡谗忧马伏波"，苏轼的"伏波饭薏苡，御瘴传神良，能除五溪毒，不救谗言伤"，陈子昂的"桂枝芳欲晚，薏苡谤谁明"和杜甫的"稻粱求未足，薏苡谤何频"等诗句，都表达了诗人对奸佞小人诬陷忠良的愤慨之情。

　　不过薏苡仁也有浪漫的一面，因其果实形似鸡心，古代南粤青年人常以此作为传情之物。如明代屈大均《薏珠子》中便是用薏苡禾苗来形容同甘共苦的美好爱情："郎是竿珠儿，侬是薏珠子。自怜同一珠，甘苦长相似。"

木瓜

国风·卫风·木瓜

先秦·《诗经》

投我以木瓜，报之以琼琚。匪报也，永以为好也！

投我以木桃，报之以琼瑶。匪报也，永以为好也！

投我以木李，报之以琼玖。匪报也，永以为好也！

这首诗描写的是两个人之间相互赠

送礼物的场景，更可能是一对青年男女互赠信物。你赠送的是瓜果桃李，我回赠的是琼瑶美玉，表达的是对对方情意的珍视，也是一种爱慕之情的表露，"匪报也，永以为好"也表达了一种不仅仅是答谢，而是求永久相好的愿望。

诗歌中所提到的木瓜，可不是我们平时作为水果的木瓜。水果木瓜属于番木瓜科，故又称"番木瓜"。番木瓜原产于南美洲，大约 17 世纪才传入我国，所以《诗经》里所说的木瓜应该是我国一种蔷薇科的传统木瓜品种。《本草纲目》中记载："木瓜处处有之，而宣城者最佳。"故又有"宣木瓜"之称。"宣木瓜"远远看去像是梨子挂在树上，亦称铁脚梨，其果实一般不生食，多作药用，具有祛湿舒筋活络、和胃化湿的功效，可以用来治疗湿痹拘挛、风湿关节疼痛、暑湿吐泻、腿肚转筋、痉挛水肿等病症。

宋代著名医学家许叔微在《普济本事方》中就曾记载了一个关于木瓜治病的典故：安徽广德的顾安中患有足膝疼痛水肿之疾，曾经外出乘船数日，其在船上时常将两腿放在一个装货的袋子上休息，几天后下船时发现腿疼水肿的症状居然消失了，便问询船家货袋中装有何物，后得知是满满一袋木瓜。于是顾安中回家后购买了很多木瓜放入房间，腿疾再未复发。

宋代笔记体小说《清异录》中也记载了一个故事。一个叫段文昌的人用木瓜树之木制成脚盆，每日洗脚，强健脚膝，十分有效。

不过有被木瓜不知不觉治好病的故事，也有被木瓜莫名其妙引起疾病的事情。

清代汪昂《本草备要》中就记载了这样一件事。清代一艘辽国船只途经金陵时，船员们非常喜爱木瓜的芳香，购买了数百颗放在船上，不久全船人都出现了小便难以解出、小腹胀痛不堪的病症，服用各种利尿通利之药都不能奏效，遂请安徽名医郑奠一上船诊治。郑氏闻到船上四面皆木瓜之芬芳，便笑着对众人说："把这些木瓜扔掉，你们的小便很快就会通畅。"船员们赶紧将所有的木瓜投入江中，果然"溺皆如旧"。

元代罗天益在《卫生宝鉴》中也记

载了类似的案例。太保刘仲海每天都要进食数片木瓜，结果跟他一起吃木瓜的人出现了小便淋沥不畅的病症，找到罗天益求诊。罗天益查问病情后，让患者停食木瓜，不久其小便就恢复了正常。这说明木瓜可能让人出现小便不利。

通过上面的趣闻，我们能够得知一个道理，那就是很多植物本草的功效和副作用，也许就是在日常生活中不经意间被偶然发现的。除了历代本草学家"神农尝百草，一日而遇七十毒"的探寻和研究，临床医家"用之皆效""后治数人多效"的实践和积累，更主要的是那些人民群众的经验体会，同样书写和赋予了中华本草的辉煌。

花椒（椒目）

花椒

宋·刘子翚

欣欣笑口向西风，喷出元珠颗颗同。

采处倒含秋露白，晒时娇映夕阳红。

调浆美著骚经上，涂壁香凝汉殿中。

鼎铼也应知此味，莫教姜桂独成功。

　　花椒是我们生活中常见的药食两用之品，这首诗描写了花椒树结出果实的景象，也提到它不仅出现在屈原的《离骚》诗篇中，而且还被用来涂在皇室宫殿的墙壁上，还可以跟生姜、桂皮等一起作为调味品出现在美食里。

花椒一名，最早有文字记载是在《诗经》里。《诗经》收载了西周时期的民间诗歌，这说明我国在三千年前就已经使用花椒了。在先秦时代，花椒是作为香料出现在祭祀和敬神等场合的。《楚辞》中说："椒，香物，所以降神。"《离骚》中有："巫咸将夕降兮，怀椒糈而要之。"意思是巫咸神将于夜晚降临，人们要准备花椒精米饭供养他。

《诗经·国风·唐风》用"椒聊之实，蕃衍盈升，彼其之子，硕大无朋"描绘了花椒树结实累累，果实聚簇众多的样子，花椒因此也被赋予了"子孙众多、人丁兴旺"的寓意，象征着多子多福。且古代人认为花椒的香气可辟邪，其性辛温，可以改善虚寒的体质，提高受孕的概率，因此汉代王室多以花椒和泥涂壁，使其宫殿温暖、芳香，"椒房"也由此得名。《汉官仪》记载"皇后以椒涂壁称椒房，取其温也"，班固《西都赋》也记载"后宫则有掖庭椒房，后妃之室"。

后来椒房也被用来指代宫中后妃，如《红楼梦》第十六回中有"每月逢二、六日期，准椒房眷属入宫请候"等描写。唐代白居易《长恨歌》里也曾写道"椒房阿监青娥老"的诗句。

花椒入药最早见于《神农本草经》，它具有"芳香化浊，温热祛寒"等功效，可温中散寒、除湿开胃、杀虫止痒等。花椒的种子——椒目也是一味常用的中药，具有利水消肿、降气平喘等作用，适用于水肿胀满、痰饮咳喘等病证。

日常做菜我们常用到花椒，能去鱼肉的腥气。《本草经疏》提到花椒，"虫鱼毒者，以其得阳气之正，能破一切幽暗阴毒之物也"。《本草纲目》记载花椒能"坚齿发、明目，久服轻身好颜色、耐老、增年、通神"。

花椒真是平凡又神奇啊！

荔枝

荔枝楼对酒

唐·白居易

荔枝新熟鸡冠色，烧酒初开琥珀香。

欲摘一枝倾一盏，西楼无客共谁尝。

　　白居易在这首诗中表达了一种心情，那就是在荔枝刚刚成熟的时节，想要邀请知己好友一同品尝荔枝与美酒。除了这首诗，白居易还写过很多与荔枝有关的诗句，如："红颗珍珠诚可爱，白须太守亦何痴。十年结子知谁在，自向庭中种荔枝。"这红红的荔枝犹如珍珠一样可爱，白胡子的太守爱之如痴，即便不知道十年后这些荔枝树结果时是谁在此担任太守，但还是愿意在园中种下一棵棵荔枝树。

此外，白居易还曾用"嚼疑天上味，嗅异世间香，润胜莲生水，鲜逾橘得霜"的佳句，生动刻画出荔枝的色、香、味、质，让人不由为之心驰神往。白居易还曾为画师所绘的荔枝图做了一篇序文——《荔枝图序》，在序中对荔枝的树形、叶、花，再到果实，都进行了精彩的描述，用"瓤肉莹白如冰雪，浆液甘酸如醴酪"，活色生香地描绘出荔枝的色泽和味道。文中还写出了荔枝不适宜长期保存的特点，即"一日而色变，二日而香变，三日而味变，四五日外，色香味尽去矣"，可见荔枝虽然甘美可口，但保鲜期很短暂，这也是为何长安的杨贵妃想吃千里之外岭南的新鲜荔枝，不得不"一骑红尘"马不停蹄地穿越"山顶千门"。

白居易如此喜爱荔枝，其中还有一个有趣的传说。

相传白居易曾因受凉得了疝气病（即人体内某个脏器或组织离开其正常解剖位置，通过先天或后天形成的薄弱点、缺损或孔隙进入另一部位），但偶然因喝荔枝核煎煮之水而减轻。后来白居易搬到京城后，把荔枝核能治疝气病的事告诉了御医，御医们恰好在编修

《唐本草》这部唐代的大型药典，于是便将荔枝核作为专治疝气病的中药写入其中。就这样，荔枝核成为一味中药沿用至今。荔枝不仅好吃，其内核也能入药，具有行气散结、祛寒止痛的功效，专治寒疝腹痛。

除了白居易对荔枝情有独钟，苏轼对荔枝也是青睐有加。在被贬谪到惠州时，苏轼第一次吃荔枝便被其风味所倾倒，写了《四月十一日初食荔支》，形容荔枝是："海山仙人绛罗襦，红纱中单白玉肤。不须更待妃子笑，风骨自是倾城姝。"从此苏轼便对荔枝念念不忘了，要么在隆冬时节叩问"荔子几时熟，花头今已繁"（《新年五首》），要么就"留师笋蕨不足道，怅望荔枝何时丹"（《赠昙秀》），热切地盼望荔枝成熟以相赠友人，甚至写下著名的诗句"日啖荔枝三百颗，不辞长作岭南人"，表达了自己如果能天天吃到这么鲜美的荔枝，甘愿永远被发配在这远离中原、瘴疠蛮夷的岭南之地的愿望，从这里也不难看出苏轼善于从悲苦的贬谪生活中找到"甜头"的乐观精神。

苏轼当年从惠州被贬海南，途经遂溪南北要塞"三十里官路"时，便慕名走进荔枝村，可惜荔枝成熟的季节已过，村里的长老告诉他，"要尝荔枝佳果味，待到来年五月时"。后来，东坡先生遇赦北归，经过遂溪时正逢五月，他再次踏进荔枝村，这时村里的长老捧出味道最美的荔枝王"双袋子"来招待他，东坡先生终于如愿以偿。村民为了纪念苏东坡两次踏进荔枝村，后来把荔枝村改名为苏二村了。

覆盆子

覆盆子甚烦采寄，感怍之至。令子一相访，值出未见，当令人呼见之也。季常先生一书，并信物一小角，请送达。

——轼白

这段话翻译过来是："烦劳您采了覆盆子给我寄送过来，不胜感激。令郎到访时，正赶上我外出，所以没有见面，家里本应当派人去叫我回来见一下的。随本帖捎去季常先生的一封信，连同信物，拜托您转交送达。"

这是苏轼写的一封感谢信，是在他被贬谪到湖北黄州期间，朋友杜道源采摘了新鲜的覆盆子让儿子去送给苏轼，而当时苏轼正好外出，未能相见，回来便写了这帖文字以表达谢意。这幅《覆盆子帖》已成为传世书法作品，现收藏于台北故宫博物院。

帖中提到的覆盆子也叫树莓，不仅营养丰富，还十分可口。鲁迅在《从百草园到三味书屋》中曾写道："如果不怕刺，还可以摘到覆盆子，像小珊瑚珠攒成的小球，又酸又甜，色味都比桑椹要好得远。"又因为覆盆子树的枝干上长着倒钩刺，所以它有一个十分形象的名字——"悬钩子"。

覆盆子不仅好吃，还可以入药，具

有益肾固精缩尿、养肝明目之功效，常用于肝肾虚弱、目暗昏花等病症。《本草纲目》记载覆盆子能"益肾……补肝明目……缩小便"，可以泡服覆盆子酒治疗"虚寒遗尿"。《本草通玄》也称它为"金玉之品"，《名医别录》记载它具有"益气轻身，令发不白"的功效。据传，东晋医学家葛洪曾患有"夜尿症"，久治不愈。一次他到山中采药时，发现一些带刺的树枝上有许多红色的小野果，葛洪当时正好饥渴难忍，便一口气吃了很多这种小果子，结果当天夜里，葛洪没有起来解一次手，一觉睡到大天亮。后来，葛洪便把这种果子列为补肾固精治遗尿的药物，并将之命名曰"覆盆子"，意思是吃了它，从此晚上可以把尿盆倒覆起来不会再用到了。

苏轼曾在给朋友的信中提到含有覆盆子的中药方，还特别强调一定要用真正的覆盆子，并介绍了分辨真假覆盆子的方法："覆盆子若不真，即无效。前者路傍摘者，此土人谓之插秧莓，三四月花，五六月熟，其子酸甜可食，当阴干其子用之。今市人卖者，乃是花䴔莓，九月熟，与《本草》所说不同，不可妄用。"

这红宝石一样美丽的覆盆子，既有让人意味深长的名字，又有名人书写的传世名帖，真可谓名果了。

橘

赠刘景文

宋·苏轼

荷尽已无擎雨盖，菊残犹有傲霜枝。

一年好景君须记，正是橙黄橘绿时。

　　这是北宋文学家苏轼送给好友刘景文的一首诗，描写的是初冬的景色。前两句歌颂"尽荷残菊"凌雨傲霜的气节，后则用"橙黄橘绿"来勉励朋友，坚信困难终会克服。全诗托物言志，意境高远。孔子说"岁寒，然后知松柏之后凋也"，在作者看来，橘树和松柏一样，也具有这种高尚的品格。所以在"荷、菊"这两种夏、秋之主花都已衰残的季节，仍有橙黄橘绿装点，也是一年之中极美好的风景之一。

正因为此，橘树一直是受人称颂的"嘉树"。《晏子春秋》中说"橘生淮南则为橘，生于淮北则为枳"，意思是橘树只有生长于南方，才能结出甘美的果实，迁徙北地，就只能长成苦涩的枳。屈原曾作《橘颂》，歌颂橘树"受命不迁，生南国兮"的坚贞节操。屈原用橘树这种忠贞不移的秉性，来表达自己矢志不渝的爱国情怀。朱熹在《楚辞集注》中云："旧说'屈原自比志节如橘，不可移徙'是也。……言橘之高洁，可比伯夷，宜立以为像而效法之，亦因以自托也。"唐代张九龄的诗句"江南有丹橘，经冬犹绿林，岂伊地气暖，自有岁寒心"，同样也是歌颂橘树的执着不屈。

嘉木之橘树似乎也有梅花"不经寒彻骨，哪得扑鼻香"的清傲，它的果实也要经过霜打后才更加甘醇甜美。书圣王羲之曾从自己的果园里摘了一筐橘子送给友人，并附言："奉橘三百枚，霜未降，未可多得。"意思是，未经过霜降的橘子口感还不够好，所以没多摘。这十二字的便签墨宝从此就被装裱保存下来了，成为流传千古的《奉橘帖》。唐代诗人韦应物也有诗句说："书后欲题

三百颗，洞庭更待满林霜。"用的就是
《奉橘帖》的典故。南朝文学家刘孝标
也就此帖专门作《送橘启》一文，描绘
了经霜后橘子之美味。

但是橘子好吃，却不宜过量食用，
吃太多可能会出现胡萝卜素血症，皮肤
呈深黄色，如同黄疸一般。据载，明代
文史学家张岱的叔父嗜好吃橘，曾"橘
熟，堆砌床案间，无非橘者，自刊不
给，辄命数僮环立剥之"，最后就是吃
到手脚都呈现黄色。所以橘虽味美，但
美物不可多用啊！

橘树不仅能结出甘美的果实，其药
用价值也很高，其成熟果实的果皮经炮
制陈放后就是我们熟悉的中药陈皮，具
有健脾化痰的功效；而未成熟果实的果

皮加工后则为中药青皮，功效则为疏肝
理气。此外，橘叶、橘核和橘络也都可
以入药。橘络就是橘子果肉表面的丝
络，具有化痰理气、通络止痛的功效，
所以我们食用橘子时是不用剥除这些橘
络的。

棕榈

咏棕树

唐·徐仲雅

叶似新蒲绿，身如乱锦缠。

任君千度剥，意气自冲天。

　　这是一首描写棕树的诗歌，通过描述棕树即便是被不断剥去外皮，却依然挺拔生长的特性，歌颂了一种遭受摧残也傲然不屈的品质和气节。

　　棕树也称棕榈树，世界上最耐寒的

棕榈科植物之一，四季常青，经霜不凋，那棕树的皮为何要不断被剥去呢？这是因为棕树的皮具有较高的经济价值，剥取下来的棕皮可以用于编制生产和生活用具。清代农书《植物近利志》中就有记载："棕榈为用甚广，棕皮包于树上，二旬一剥之……棕之为用，可织衣、帽、缛、毯之类，及绳索、鞋底之用。"唐代陈藏器《本草拾遗》中称棕榈"其皮作绳，入土千岁不烂"。

棕草制品古来有之，而尤以棕树皮制作蓑衣应用最为广泛，深入人心。古书记载，上古圣贤虞尧出身田亩之间，继位时无圣服可穿，身着棕皮编成的蓑衣接受朝贺，后来蓑衣便成为圣服的象征，被认为不但可避风雨，还可防兽避灾。一些南方地区盖新房"上梁"时，用蓑衣包裹正厅中间的"正梁"，象征着家业兴旺，人畜无祸。

"蓑衣"除了在人们的农耕生活中用于遮蔽风雨，在历代文人的心中也占据了一席之地。南宋李迪的《风雨归牧图》、清代杨晋的《石谷骑牛图》都是用画笔对蓑衣的呈现。而雨中的蓑衣既可以表达"青箬笠，绿蓑衣，斜风细雨不须归"的欢畅，也可以泣诉"雨足高田白，披蓑半夜耕，人牛力俱尽，东方殊未明"的艰辛，可以有"归来饱饭黄昏后，不脱蓑衣卧月明"的悠闲田园风情，也可以有"孤舟蓑笠翁，独钓寒江雪"的宁静归隐情怀。《红楼梦》中也曾描述宝玉头上带着大箬笠、身上披着棕蓑衣的画面，让黛玉忍俊不禁，笑称"哪里来的渔翁"，也许曹公也在用这蓑衣寓意贾宝玉不喜跻身时务，而愿浪迹四海的秉性。苏轼则讲"自庇一身青箬笠，相随到处绿蓑衣"，面对世俗的风雨纷扰，抒发了"一蓑烟雨任平生，也无风雨也无晴"这样宁静豁达的心境。

棕榈皮不仅可以用来编制生活用具，还是一味具有止血功效的中药，炮制成棕榈炭后止血效果更强，常用于吐血、便血、尿血及外伤出血。此外，棕榈树的花苞可以食用，被称为"棕笋"，花苞中有许多小颗粒如鱼籽状，故又称为"木鱼子"。苏轼在《棕笋并引》诗序称："棕笋，状如鱼，剖之得鱼子，味如苦笋而加甘芳。"

也正因为棕树用途广泛，封建社会历代棕榈产地的百姓深受棕榈贡赋之困扰。忧国忧民的诗人杜甫也曾写《枯棕》一诗，讲述了棕树本是经冬不凋，但因战乱军用物资所需，被过度剥取而早早凋亡，用棕榈来比喻被层层压榨剥削的百姓，表达了对黎民苍生的怜悯和对阶级压迫的愤慨之情。

荠菜

鹧鸪天·代人赋

宋·辛弃疾

陌上柔桑破嫩芽，东邻蚕种已生些。
平冈细草鸣黄犊，斜日寒林点暮鸦。
山远近，路横斜，青旗沽酒有人家。
城中桃李愁风雨，春在溪头荠菜花。

　　这是南宋辛弃疾感怀江南春景的一
首词，上阕写近景，下阕写远景，借景
抒情，流露出作者热爱乡野生活的情

趣。这里需要介绍的是词中的"荠菜"。

荠菜自古就是春日野菜中最受欢迎的一款，被认为是"富人立春日尝鲜，穷人三春度饥荒"之品。《诗经》里有"其甘如荠"的诗句，说明在西周时，荠菜就已经被列为甘美的菜蔬了。荠菜吃法多样，无论是炖煮炒煎，还是做馅料、入羹汤，都味道极佳。美食家苏轼对荠菜情有独钟，他写下"时绕麦田求野荠，强为僧舍煮山羹"，而在《与徐十二书》中则记录了荠菜羹的做法："今日食荠极美……虽不甘于五味，而有味外之美……其法，取荠一二升许，净择，入淘了米三合，冷水三升，生姜不去皮，捶两指大，同入釜中，浇生油一砚壳，当于羹面上……"并夸赞这样做的荠菜羹"君若知此味，则陆海八珍，皆可鄙厌也"，即若是按照我这种方法吃荠菜羹，那山珍海味也都可以弃之不用了。

除了苏轼，陆游也对荠菜的美味赞赏有加，其诗句"残雪初消荠满园，糁羹珍美胜羔豚""手烹墙阴荠，美若乳下豚"，认为荠菜羹粥，比得上那乳猪美食。"日日思归饱蕨薇，春来荠美忽忘归"的诗句，也无不流露出陆游对春日荠菜的喜爱之情。

荠菜在万物萧条的严寒萌发，在春寒料峭中生机蓬勃地率先传达着春回大地的讯息，因此也被称为"报春菜"。晋代夏侯湛称赞荠菜"钻重冰而挺茂，蒙严霜以发鲜"，颂咏荠菜花凌寒而出的松梅品格。辛弃疾的词句"城中桃李

愁风雨，春在溪头荠菜花"，说的也是
在桃李害怕风吹雨打，不敢贸然开放的
初春，溪头的荠菜花却毫不畏惧，傲然
迎春而开。

在冬春严寒未去之时，荠菜不畏冻
土，冒出头来救济苍生，为不少穷困之
人解决了困厄，因此又被称为"护生
草"。李时珍在《本草纲目》中记载，
"荠生济济，故谓之荠"，古时也有诗句
赞其"薄饭不能羹，墙阴老春荠"。宋
代著名政治家范仲淹，年少时曾在醴泉
寺勤苦读书，每日"唯煮粟米二升，作
粥一器，经宿遂凝，刀画为四块，早晚
取二块，断荠十数茎于盂……暖而啖
之"，即每日煮粟米粥，冷却后切为四
块，早晚各食两块，切上腌制的荠菜果

腹充饥。"五年之中未曾解衣就枕，起居饮食，人所不堪，而仲淹不苦也。"他对荠菜等野菜腌制的咸菜也是有着浓浓的情感，写下"陶家瓮内，腌成碧绿青黄；措入口中，嚼出宫商角徵"的名句。

民谚唱"三月三，荠菜当灵丹"，荠菜被古人誉为"灵丹妙药"。民谣亦有"春食荠菜赛仙丹"的赞誉。荠菜的药用价值很高，全株都可入药，具有健脾利水、止血明目的功效，其花尤善止血。荠菜可以治疗痢疾、水肿、便血、目赤疼痛等病症，所以又得美名曰"护身草"。初春时节，不妨踏青时采把鲜香的荠菜，烹饪一道芬芳的美食，感受一下这"灵丹"的妙处。

牡蛎

东坡海南食蚝

明·陆树声

东坡在海南，食蚝而美，贻书叔党曰："无令中朝士大夫知，恐争谋南徙，以分此味。"使士大夫而乐南徙，则忌公者不令公此行矣。或谓东坡此言，以贤君子望。

这段话选自明代文学家陆树声的《清暑笔谈》，讲的是苏东坡被流放至当时属于偏远的蛮夷之地——海南，在那样恶劣的环境和凄惨的境遇中，他却能"食蚝而美"，还写信给儿子调侃，不要让其他官员知道这里有美味的生蚝，不然他们都会争着要调过来跟他抢生蚝吃。当然这不仅仅是因为生蚝确实美味，久吃不腻，同时也是苏轼达观豁朗和超脱世俗的性格所使然。

　　牡蛎俗称海蛎子、生蚝，其肉鲜味美，营养丰富，吃法甚多，最常见的吃法就是直接放入锅里蒸食。乾隆年间诗人刘储鲲《烧蛎诗》言："不用溉釜鬲，连壳付火燎。啖之清心脾，天然味更好。"当真是"天然去雕饰"。因其质嫩味美，如水质优良，刚从礁石上撬下来的新鲜牡蛎甚至可以生吃，所以海边有"生吃蛎子活吃虾"之说，沿海渔民经常在礁石上撬开牡蛎上壳，生食其肉。

牡蛎不仅味道鲜美，还具有独特的保健功能和药用价值，牡蛎肉含锌量居人类食物前列。《本草纲目》中记载了牡蛎肉有治虚损、解丹毒、止渴等药用价值。隋朝崔禹锡的《食经》记载牡蛎"治夜不眠，志意不定"，唐代《食疗本草》中记载牡蛎"火上炙，令沸，去壳食之，甚美，令人细润肌肤，美颜色"。甚至厚厚的牡蛎壳也可以入药，用于惊悸失眠、眩晕耳鸣、肿块结节、自汗盗汗、遗精崩带、胃痛泛酸等多种病症，是一种非常常用的药物。

牡蛎不仅是药物、食物，在历史上还曾经作为一种建筑材料用于桥梁的建设。福建泉州的"蛎壳厝"就是以牡蛎壳为外墙材料建造的房子。泉州是古代海上丝绸之路的起点，宋元时期东方第一大港，当时载满丝绸、瓷器、茶叶的商船返航的时候，由于货物都销售搬空，重心不稳，不利于航行，沿岸的牡蛎就被收集来放到船舱里，而那时的富裕之地泉州，因经常受到邻海日本倭寇的侵扰，房屋经常被毁损，当地的居民便就地取材，用载回来的牡蛎壳嵌在房屋外墙，牡蛎壳层层叠放，错落有致，不仅简朴美观，而且十分坚固耐损，因此有"千年砖、万年蚵"的美誉，此外"蚵壳厝"还有不积雨水、冬暖夏凉、隔音的特点，非常适合海边潮湿环境。

除了"蚵壳厝"，泉州的"洛阳桥"也是以牡蛎为主要建筑材料建成的，历

史上有"北有赵州桥，南有洛阳桥"的
说法。福建泉州的洛阳桥是北宋名臣蔡
襄主政泉州时修建的。

泉州自唐代以来就跃升为中国第一
大港，往来商旅北上的行程被洛阳江阻
隔，须渡船才能通过，又因潮水险急，
险象环生，建桥便成为当务之急。洛阳
江涨潮时波浪滔天，石桥很难立住根
基，多次修建均未成功。蔡襄等人想到
了一个就地取材的办法。《宋史·蔡襄
传》载："襄立石为梁，其长三百六十
丈，种蛎于础以为固，至今赖焉。"即
先在水底投下巨石，在江底形成一条矮
石堤，然后在堤上建桥墩，这就是有名
的"筏形结构"，然后在桥墩石基上种
牡蛎，牡蛎外壳的附着力强，生长速度

快，一旦附着在礁石上，便很快形成大量的碳酸钙物质，非常坚固，可以把桥基和桥墩自然地连接为一个整体。当时为了保护桥墩上的牡蛎，泉州地方官立法：若有捕捞洛阳桥附近"蛎房"者，须"坐牢两年"。

洛阳桥的"筏形结构"，直到 19 世纪时欧洲人才开始使用，而使用种牡蛎固基的办法，是世界上把生物学应用于桥梁工程中的先例。看到这里，有没有为我国古代劳动人民的非凡智慧而感慨呢！

桃

国风·周南·桃夭

桃之夭夭，灼灼其华，之子于归，宜其室家。

桃之夭夭，有蕡其实，之子于归，宜其家室。

桃之夭夭，其叶蓁蓁，之子于归，宜其家人。

这是《诗经》中的一首诗，讲的是在一个女子出嫁的情境中，祝愿新人生儿育女，使子孙后代像桃树一样枝叶茂盛，果实累累，所以古人常用"既和周公之礼，又符桃夭之诗"作为婚礼的贺词。诗经中除了这首诗，还有"园有桃，其实之肴""投我以木桃，报之以琼瑶"等都是对桃的赞美。后世歌咏桃树的诗词更是不胜枚举，白居易的"人间四月芳菲尽，山寺桃花始盛开"，崔护的"去年今日此门中，人面桃花相映红"，还有杜甫的"桃花一簇开无主，可爱深红爱浅红"，都是大家传诵的名句。

桃树不仅有观赏和食用价值，还具有很高的药用价值。《神农本草经》记载"玉桃服之，长生不死"，而汉代东方朔在《神异经·东荒经》中记载："东方有树，高五十丈，叶长八尺，名曰桃。其子径三尺二寸，和核羹食之，令人益寿。食核中仁，可以治嗽。小桃温润，既嗽，人食之即止。"意思是用桃核熬汤喝，可以延年益寿；吃它核中的果仁，可以治咳嗽。这都说明，我们的祖先在很久以前就认识到桃的药用价值。

桃树一身都是宝，桃核里面的桃仁也是一味具有活血祛瘀、润肠通便作用的常用中药，妩媚娇艳的桃花也具有活血化瘀、美容养颜的功效。《神农本草经》中称桃花"令人好颜色"。李时珍在《本草纲目》中还记录了一个桃花治疗癫狂病的故事：唐代时一位妇女因丈夫亡故，思虑悲伤过度，得了癫狂症。一天晚上，她破窗而出，攀登上树。时值桃花盛开，一夜之间，她竟将一树桃花尽数吃光。次晨家人发现，连忙把她接下树来，发现她的狂病竟霍然而愈，这也在一定程度上反映了桃花消积散瘀治疗癫狂的功效。

在历代很多古籍中都记载桃树的叶子有解毒杀虫的功效，可以用来治疗皮肤疮毒、湿疹等很多疾病，而桃树树干受损后分泌的桃胶，在《本草纲目》中也记载有"和血益气，治下痢，止痛"的功效。此外，马王堆出土的帛书——《五十二病方》中载有以桃枝治疗男子疝气的方法。

也许正是因为桃树全身上下都是有用之物，因此在传统文化中被赋予了神圣的色彩。《礼记》中就记录了桃被列为祭祀神仙的五果（桃、李、梅、杏、枣）之一。神话故事里，王母娘娘生日开的是蟠桃宴。古代神话志怪小说《汉武帝内传》中载西王母请汉武帝刘彻吃仙桃，刘彻还想留下种子回去种植，西王母说："此桃三千年一著子，非下土所植也。"还有个传说，孙膑十八岁离开家乡，到千里之外的云蒙山拜鬼谷子为师，学习兵法，一去就是十二年。在孙膑母亲八十岁生日那天，鬼谷子摘下一个桃送给孙膑，让他回去给母亲拜寿，没想到老母亲吃完桃，容颜就变年轻了。在神话故事中，桃就是一种无上仙品，这也许就是在给老人过生日时要蒸寿桃样馒头庆贺的缘故吧。

在我国传统民俗中，桃木被认为吸

收了五行之精气，是可以制服百鬼的仙木，因此具有避邪的作用。南朝《荆楚岁时记》中记载："桃者五行之精，厌伏邪气，制百鬼也。"《山海经》里记载夸父追日，临死前将手杖抛出，化成了一片桃林。夸父是追赶太阳的英雄，桃林由他的手杖变成，自然带了一种神气，可驱除鬼怪。我国古老的春联很多是用桃木板做的，又称桃符，如宋代王安石的《元日》诗曰："千门万户曈曈日，总把新桃换旧符。"陆游也有诗言："半盏屠苏犹未举，灯前小草写桃符。"

　　关于桃的文化典故还有很多，如晋代陶渊明在《桃花源记》中描述了一个与世隔绝的安乐而美好的地方；而"桃园三结义"讲的是当年刘备、关羽和张飞，为了共同干一番大事业，意气相投，选在一个桃花盛开的园林进行结拜。这些都为民俗中桃的神圣存在增添了浓墨重彩的一笔。

石榴

石榴

唐·李商隐

榴枝婀娜榴实繁，榴膜轻明榴子鲜。

可羡瑶池碧桃树，碧桃红颊一千年。

李商隐的诗描写了硕果累累的石榴树在风中摇曳多姿，里面一层薄如蝉翼的白膜包裹着鲜艳欲滴的石榴籽。天宫瑶池的碧桃树有什么值得羡慕，等那碧桃红熟了需要千年的时间，哪像这实实在在的石榴，每年都能结出鲜美的果实。

石榴虽然不比那神话中的瑶池碧桃，但自古就备受人们的喜爱。石榴原产地不是中国，晋代《博物志》载："汉张骞出使西域，得涂林安石国榴种以归，故名安石榴。"据载，汉武帝元狩四年（公元前119年），张骞出使西域，来到了安石国。安石国当时正值旱灾，张骞便将汉朝兴修水利的方法告诉他们，安石国王赠送了安石国石榴种子，被张骞带了回来。石榴很受汉武帝的喜爱，被栽植于骊山温泉宫。西晋《安石榴赋》载："榴者，天下之奇树，九州之名果。"南朝梁代江淹赞美石榴为"美木艳树"，陶弘景也称"石榴花赤可爱，故人多植之"。到了唐代，石榴更是备受推崇，武则天特别喜爱石榴，当时长安城"榴花遍近郊"；杨贵妃也很爱这似火骄阳般的石榴花，她在华清宫时亲手栽植了很多石榴树，因此就有了"贵妃花石榴"的品种。

石榴的花和果实火红艳丽，自古就被视为吉祥之果，象征喜庆吉祥、多福多寿，具有很多民俗文化涵义。比如石榴子多饱满，象征人丁兴旺，多子多福，所以古代青年男女结婚时，洞房里要悬挂两个大石榴，衣被、枕头等结婚喜庆用品上面都经常有石榴的图案。

农历五月正是石榴花开最艳的季节，石榴花因此也作为端午时节的祥瑞之花，成为端午习俗中不可或缺的一道风景，农历五月又称"榴月"。而榴花火红似朱砂，朱砂色在民间有驱邪的作用，因此，石榴花也被赋予了驱邪避凶的含义。五月端午时，民间往往把艾叶和石榴花一起作为驱邪的物品，摆置在家中或佩戴在身上，如古代妇女端午时有佩戴榴花的习俗。《帝京景物略》载："五月一日至五日，家家妍饰小闺女，簪以榴花，曰'女儿节'。"《长元吴志》中也记载："端午，簪榴花、艾叶以辟邪。"

石榴果实成熟的季节又是科考放榜的时间，人们往往用石榴果裂开时所含的果籽数量来占卜科考上榜的人数，久而久之，形成了"榴实登科"一词，被赋予了"金榜题名"的寓意。

　　古人还从石榴花中提取红色颜料染制衣裙，因此人们常把红裙称之为"石榴裙"，这种裙子色如石榴之红，往往使穿着它的女子俏丽动人。梁元帝的《乌栖曲》中"芙蓉为带石榴裙"便是其典故由来。久而久之，"石榴裙"成了古代年轻女子的代称，人们形容男子被女子的美丽所征服，便会称其"拜倒在石榴裙下"。曹雪芹在《红楼梦》中还专门写了"呆香菱情解石榴裙"一回。

　　"石榴裙"还出现在很多文人墨客的诗句中，如李白的"移舟木兰棹，行酒石榴裙"，白居易的"钿头银篦击节碎，血色罗裙翻酒污"，万楚的"眉黛夺将萱草色，红裙妒杀石榴花"，都有对"石榴裙"精彩的描写。

石榴不仅有观赏、食用的价值，还有多种治病功效，可治口疮等疾病。石榴皮、石榴叶、石榴花均有药用价值。石榴皮具有涩肠止泻、止血、驱虫之功效，常用于久泻、久痢、便血、脱肛、崩漏、带下、虫积腹痛等病症。

关于石榴的药用价值，还有一段佳话。据传，唐贞观年间，吐蕃领袖松赞干布迎娶文成公主回拉萨的途中，一路奔波劳顿，染上痢疾，腹泻高热，随行医生携带药物不全，束手无策，文成公主也是心急如焚。这时正好沿途石榴花盛开，文成公主从陪嫁的医书中查得，石榴花和石榴根皮有清热解毒、收涩止痢等功效，便命随行医生采集回来，煎煮后给松赞干布服用，不久松赞干布就康复了。由此，松赞干布对大唐公主更是敬佩有加。

"五月榴花照眼明，枝间时见子初成"（唐代韩愈《题榴花》)，若火如丹的石榴花和晶莹剔透的石榴果就这样用它的美好，给人间带来那赛过瑶池碧桃的享受。

香蒲

香蒲

明·姚可成

青青水中蒲，幼女携筐筥。

就水采蒲根，意况殊凄楚。

采摘不盈筐，未可供朝糈。

注：筥，音 jǔ，圆形竹筐；糈，音 xǔ，粮。

这是明代姚可成编撰的植物学著作中关于香蒲的一首诗。明代崇祯十五年（1642）大灾，饥民遍野，饿殍满地，姚可成从李东垣《食物本草》中辑录可以食用的野菜六十种，又增补六十种，收录到《救荒野谱》中，每种野菜都绘有植物的图谱，并附诗诀，供灾民辨识，书中详细注明食法，以解饥荒之困。这首诗描写了贫苦的小女孩带着筐篮在水中采集香蒲的根，摘得蒲菜极少，装不满筐，无法满足官家的征赋。

这首诗中写到的香蒲是一种水生植物，早在《周礼》中就有"蒲菹"的记载。香蒲的叶子柔韧且修长，其叶鞘层层相互抱合形成的白嫩假茎可以食用，称为"蒲菜"，其味似笋，又被称为"蒲笋"。蒲菜生吃脆甜爽口，熟食鲜嫩可口，西汉著名辞赋《七发》中描述"天下之至美"的美食时，就将此物列入其中。据《淮阳县志》记载，孔子于公元前 489 年到陈州（今淮阳）时，师徒一众饥肠辘辘，学生子路在湖边采了一些蒲菜为大家充饥，所以蒲菜在淮阳当地又被誉为"圣人菜"。《诗经》中的"其蔌维何？维笋及蒲"，即把蒲菜和竹笋作为首要的菜蔬。除了"圣人菜"，香蒲还有一个别名叫"抗金菜"。据传当年南宋抗金名将梁红玉被金国围困在淮安城下，弹尽粮绝，外援未到，百姓们采来蒲菜送到军中，最终军民同心，打败了金兵。

蒲菜是江苏省淮安市特产，因此也受到历代淮安籍诗人的垂青。"苏门四学士"之一的宋代淮安诗人张耒（lěi）在《暮春赠陈器之》一诗中写过"溪边蒲笋供朝饭，堂上图书伴昼眠"；曾著《淮安府志》的明代淮安诗人顾达在陕西为官时，病中思乡，写了诗句"一箸脆思蒲菜嫩，满盘鲜忆鲤鱼香"以表达乡愁。吴承恩也是淮安人，其在名著《西游记》第八十六回中也写到了淮安的"蒲根菜并茭儿菜"。从这里足以看出，舌尖上的蒲菜承载了历代淮安人的饮食记忆。

蒲菜不仅味道鲜美，还具有药用功效。中医学认为，蒲菜生吃有止消渴、补中气、解毒活血的功效，久食有轻身补益、固齿明目聪耳的作用。而香蒲叶片中长出来的一根棕黄色、类似"烤肠"一样的蒲棒，也具有药用价值。蒲棒其实就是蒲草的花穗，呈圆柱状，像蜡烛一样，因此又被称为"水蜡烛"。夏季把这个"水蜡烛"放在屋里，不仅能驱蚊子，还能驱除湿气和浊气。而蒲棒上面黄色的雄花花粉则是一味常用中药"蒲黄"，具有化瘀止血的作用，可以用于治疗吐血、外伤出血、经闭痛经、跌打损伤等病症。

除了食用和药用，香蒲全株还可以用做造纸或者编织的原料，因为香蒲草纤维致密柔韧。乐府诗《孔雀东南飞》中讲述刘兰芝在被迫离家的时候，对丈夫焦仲卿说"君当作磐石，妾当作蒲苇，蒲苇韧如丝，磐石无转移"，这里就是把她对爱人的情义形容成像蒲苇一样坚韧。《周礼》中记载，王者诸侯的祭祀席位分五几五席，五席是指莞席、藻席、次席、蒲席、熊席，其中莞席和蒲席都是用蒲草编织的席子。《楚辞》中也讲到"抽蒲兮陈坐，援芙蕖兮为盖"，即在水中拔出蒲草编织坐席，采下荷叶做成船篷。元末明初诗人徐贲曾做《青青水中蒲》，其中"青青水中蒲，织作团团扇"的诗句，说明香蒲的叶子可做编制之用。

历史典故中还有很多关于香蒲的记载。《汉书·武帝纪》中记载，"遣使者安车蒲轮，束帛加璧，征鲁申公"，即汉时征召有名望的贤士，常特意用蒲草包裹车轮，以减少震动，以示对贤士的尊重和关爱，后来就用"安车蒲轮"表达礼贤下士的态度。据《新唐书·李密传》记载，李密儿时家贫，以帮人放牛谋生，但他非常渴望读书，曾用蒲草编成篮子，装入借来的书，挂在牛角上，这样骑在牛背上时就可以一边放牛一边读书，后来李密成为逐鹿中原的英雄。《庄子·应帝王》中也记载了上古贤人蒲衣子，尧、舜都曾拜他为师，甚至舜帝还要把天下禅让给他，蒲衣子却不接受，继续隐居山林，他的名字即是因为常年穿一件蒲草编制的粗服而来。《汉书·东方朔传》则提到孝文皇帝"莞蒲为席，兵木无刃，衣缊无文"。皇帝贵为天子，富有四海，却只以蒲草为席，说明他生活简朴，注意民生。

历史文化中，柔韧芬芳的香蒲编织出来的，更多的是一种朴素节俭和艰苦奋进的精神。

枇杷

依韵和行之枇杷

宋·梅尧臣

五月枇杷黄似橘，谁思荔枝同此时。
嘉名已著上林赋，却恨红梅未有诗。

　　这首七言律诗，活灵活现地写出了
五月江南枇杷成熟时的景色：金黄色的
枇杷像柑橘一样挂在枝头，令人神往，
艳压荔枝。

　　其实吟诵枇杷的诗句很多，如杜甫

就有"杨柳枝枝弱，枇杷对对香"；宋代周紫芝也赞美枇杷花"黄菊已残秋后朵，枇杷又放隔年花"；还有宋代戴敏的"东园载酒西园醉，摘尽枇杷一树金"等佳句，不胜枚举。

《本草衍义》中记载，枇杷因其叶子形状似琵琶而得名，清人戴铭金《高阳台》中也载"芳名巧向琵琶借"。此外，枇杷有很多别称，如蜡兄、黄金丸、卢橘等，至今广东一带，仍有唤枇杷为卢橘者。苏轼诗中"罗浮山下四时春，卢橘杨梅次第新，日啖荔枝三百颗，不辞长作岭南人"中的"卢橘"指的就是枇杷。苏轼把枇杷列在前面，却要日啖荔枝三百颗，这也许是上面梅尧臣这首诗用荔枝来衬托枇杷的缘故吧。

除了苏轼、梅尧臣，历代文人墨客还留下了许多吟咏枇杷的佳句，如唐代白居易的"淮山侧畔楚江阴，五月枇杷正满林"，清代周天度的"别有好山遮一角，树荫浓罩枇杷香"等，都描绘了春末夏初枇杷丰收的旖旎美景。陆游曾在山园中多次栽种杨梅皆不成活，但无心栽了一棵枇杷树却生机盎然，硕果累累，于是便写下了"杨梅空有树团团，却是枇杷解满盘"的诗句。

除了诗词，宋徽宗赵佶还曾绘有《枇杷山鸟图》一幅画作，图中枇杷果实累累，枝叶繁盛。清乾隆题御诗一首："结实圆而椭，枇杷因以名。徒传象厥体，奚必问其声。鸟自托形稳，蝶还翻影轻。宣和工位置，何事失东京。"

乾隆帝感慨宋徽宗如此精于绘画的构图格局，却把江山丢失了。

古人认为枇杷"秋萌、冬华、春实、夏熟，备四时之气"，即枇杷秋天出蕾、冬季开花、春日成果、夏季成熟，秉承四时风露气息，因而被称为"果中独备四时之气者"。枇杷不仅有良好的口感，还具有较高的药用价值，被誉为"果中之皇"。《本草纲目》载枇杷果"气味甘、酸、平，无毒"，有"止渴下气，利肺气，止吐逆，主上焦热，润五脏"之功效，主治肺痿咳嗽吐血、衄血、燥渴、呕逆等症。除了果实，枇杷叶也有很高的药用价值，可止咳嗽，用于久咳、干咳、痰多、胃热呕吐等症，还可以养肝肾、清心火，在口舌生疮、声音嘶哑、口角溃烂的时候可以取枇杷叶煎水服用。据载，郑板桥古稀之年，偶患咳嗽，不愿意服用汤药，于是就在自己的庭院里摘了十几片枇杷叶，刷去细毛，然后用泉水煎煮，连饮数日，咳嗽竟然痊愈了。

琥珀

咏琥珀

唐 · 韦应物

曾为老茯神，本是寒松液。

蚊蚋落其中，千年犹可觌。

　　诗人描写了千年琥珀，发现其中尚
有蚊蚋类的昆虫，禁不住发出感叹。茯
苓是寄生于已死松根上的真菌，作者认
为晶莹剔透的琥珀是蕴含了清冷松脂之
气的久远茯苓。其实这是一个误解，琥

珀和茯苓并无直接关系。琥珀多为松树树脂被掩埋在地下千万年后的石化物，有的琥珀跟人体摩擦，可释出迷人的松香气息。古人又称琥珀为虎魄、兽魄等，认为琥珀是老虎头骨石化而成的，具有趋吉避凶、镇宅安神的功能，而将其奉为佛教七宝之一。

琥珀自古就被视为珍贵的宝物，深受历代宫廷贵族的喜爱。《洞冥记》中曾写有嫔妃"以琥珀为佩，置衣裾里，不使人知"，即嫔妃佩戴琥珀，通过其散发清香而使自己显得与众不同。还有《南史》记载："潘氏服御，极选珍宝……虎珀钏一只，直百七十万。"讲的是南齐皇帝的宠妃穷奢极欲，其中有一只琥珀钏，在当时价格就高达一百七十万钱。而历代很多皇帝的衣冠装饰中都用到琥珀，据《清会典图考》记载："皇帝朝珠杂饰，唯天坛用青金石，地坛用琥珀，日坛用珊瑚，月坛用绿松石。"清代一品官员官帽上镶嵌的顶珠就是名贵稀有的酒红色琥珀。

琥珀不仅是一种芳香剔透、流光溢彩的宝石，还是一味不可多得的名贵药材。《山海经》中曾记载，"丽麂之水出焉，而西流注于海，其中多育沛，佩之无瘕疾"，意思是佩戴和使用琥珀，可以预防和治疗瘀血肿块一类的疾病。

梁代陶弘景的《名医别录》把琥珀列为上品，书中记录琥珀具有安心定志、散瘀止血、清心利尿、生肌愈伤、明目祛障等功效。

琥珀除了有安神的作用，还可以化瘀疗伤止血，《宋书》中就有此记载："宁州尝献虎魄枕，光色甚丽。时将北征，以虎魄治金创，上大悦，命捣碎分付诸将。"讲的是东晋大将刘裕出身贫寒，虽为大将，但他不喜奢华。宁州地方官曾经进献一个整块的琥珀枕，瑰丽晶莹，价值连城。当时军队即将出征攻打后秦，听人说琥珀能够治疗金创之伤，刘裕就命人将琥珀枕砸碎，分给将领们作为治伤药。前线的将士们深受感动，士气大振，势如破竹地灭掉了后秦。

无独有偶，唐代苏鹗撰写的《杜阳杂编》中也记录了一个相似的故事："时有裨将为流矢所中，上碎琥珀匣以赐之。"讲的是唐德宗在一次反击回纥的战斗中，也命人敲碎了一个名贵的琥珀匣子，赐给将士治刀箭创伤。

关于琥珀药用的典故还有很多。如唐代大医药家孙思邈曾经遇到刚刚难产而假死的产妇，已然被装入棺中，孙思邈见棺缝渗出鲜血，便让人急取琥珀粉给产妇灌服，又以红花烟熏产妇鼻孔，不久产妇即复苏了。众人皆称孙思邈为神医，孙思邈则说："此乃神药琥珀之功也。"此外还有记载，孙权的儿子孙和不慎划伤了妻子的面部，后来用琥珀末、朱砂及白獭脊髓配药给其妻涂抹，不仅不留瘢痕，且肤色白里透红。古代很多美容养颜的外用方药中都含有琥珀。唐《西京杂记》中就记载了汉成帝后赵飞燕使用琥珀枕头以美容嫩肤、安神助眠的故事。李白有诗曰"且留琥珀枕，或有梦来时"，说明在唐代也有琥珀枕的应用。

此外，古人还认为琥珀具有解酒的作用，因此琥珀也常常被用来制成名贵的酒器。如《拾遗记》中就有"或以琥珀为瓶勺"的记载。杜甫"春酒杯浓琥珀薄，冰浆碗碧玛瑙寒"，就是说的琥珀做的酒杯薄而透明，可以看出所盛酒的浓度。还有"葡萄美酒夜光杯，欲饮琵琶马上催"，这夜光杯据考证也是用琥珀制成。此外，在很多古诗词中，琥珀总是与美酒在一起出现。唐朝白居易"荔枝新熟鸡冠色，烧酒初开琥珀香"，李白"兰陵美酒郁金香，玉碗盛来琥珀光"，刘禹锡"琥珀盏红疑漏酒，水晶帘莹更通风"，李贺"琉璃钟，琥珀浓，小槽酒滴真珠红"，李清照"莫许杯深琥珀浓，未成沉醉意先融"，都是将美酒和琥珀联系在一起。

琥珀作为药物，在世界各地都有应用。据载，在沙皇时期的俄国，人们认为佩戴琥珀制成的项链可以远离病痛，孕妇佩戴琥珀项链有助于顺利生产。在德国，人们认为儿童佩戴琥珀项链可以顺利地长出坚固的牙齿。在中世纪瘟疫流行时，人们用琥珀做香料，熏烟以预防瘟疫。时至今日，琥珀仍是香熏疗法中常被使用的一种药物。

我们所熟知的很多中成药里面也含有琥珀成分，如琥珀抱龙丸、琥珀安神丸、保婴丹、猴枣化痰丸等。

地黄

唐·白居易

麦死春不雨，禾损秋早霜。

岁晏无口食，田中采地黄。

采之将何用？持以易糇粮。

凌晨荷锄去，薄暮不盈筐。

携来朱门家，卖与白面郎。

与君啖肥马，可使照地光，

愿易马残粟，救此苦饥肠！

这是唐代诗人白居易描写饥荒灾年的贫民采地黄卖给富贵人家喂马以谋生的情景。农民接连遭到春旱秋霜之灾，入冬后饥不果腹，他们早出晚归，采收地黄上门卖给富贵人家用来喂马，甚至愿意用地黄换取马吃剩的粟米，以解饥肠辘辘。这首诗形象地表现出，封建时代百姓生活不如富贵人家牛马的场景。

诗中讲到的地黄是一种中药材。地黄嫩苗可食，叶可做菜，地黄的根茎可以作为药材使用，晒干生用的叫生地黄，加工蒸晒炮制之后的叫熟地黄，具有滋阴养血、清热生津的作用。"与君啖肥马，可使照地光"，意思是富贵人家的肥马吃了地黄以后，皮毛会更加油亮可鉴。作者将膘肥体壮的马和食不果腹的人做了鲜明的对照。这种显然是一种夸张的写法，但白居易确实非常认可地黄的养生功效。他在《春寒》中写道："今朝春气寒，自问何所欲。酥暖薤白酒，乳和地黄粥。"说明白居易也曾用地黄熬粥进行食疗。其他推崇地黄的还有晋代的葛洪，他在《抱朴子》中记载"楚文子服地黄八年，夜视有光""韩子治用地黄苗喂五十岁老马，生三驹，又一百三十岁乃死"，可见地黄的作用之大。

苏东坡老年时经常阴虚火旺，常感心烦口渴，头发干枯脱落严重。他读了白居易这首采地黄的诗后，便自种地黄一片，经常采摘食用，结果烦躁内热的症状明显改善，头发和皮肤也润泽了许多，于是他写下了《小圃地黄》的诗句："地黄食老马，可使光鉴人。吾闻乐天语，喻马施之身……丹田自宿火，渴肺还生津。愿饷内热子，一洗胸中尘。"记录了受到白居易诗中所言地黄饲马的启发，自己也用地黄治疗阴虚内热之疾的事情。他曾在给友人的信中推荐地黄："药之膏油者，莫如地黄，啖老马皆复为驹，乐天诗已言之，今人不复知此法。"

另一位大诗人陆游也曾做《梦有饷地黄者味甘如蜜戏作数语记之》描述地黄："异香透昆仑，清水生玉池，至味不可名，何止甘如饴。儿稚喜语翁，雪颔生黑丝。老病失所在，便欲弃杖驰。晨鸡唤梦觉，齿颊余甘滋。"意思是，吃了甘甜可口的地黄，白发中生出了黑丝，疾病也似乎都消失了，可以扔掉拐杖奔跑了。

地黄滋阴养血的功效还被用在桑蚕养殖中。北宋庄季裕撰写的《鸡肋编》中就有记载："用生地黄四两，研汁洒桑叶饲之，则取丝多于其他。"即在出蚕时节，以新鲜的地黄汁洒在桑叶上喂蚕，会提高蚕的吐丝量。

由此可见，中草药自古不仅可以用于健康保健和疾病治疗，还可以广泛应用于农桑水产、畜牧种植等很多生活、生产领域中。

茯苓

予少年颇知种松，手植数万株，
皆中梁柱矣。都梁山中见杜舆秀
才，求学其法，戏赠二首
其一

宋·苏轼

君方扫雪收松子，我已开榛得茯苓。
为问何如插杨柳，明年飞絮作浮萍。

在这首诗中，苏轼写了自己年少时
喜欢种植松树，并写了种植松树的好

处。松树除了可以用作房屋栋梁的木材，还可以收获松子和茯苓。苏轼在被问到为何不种植杨柳的时候，他揶揄地说，那只能收获一些柳絮，飘到水面上当作浮萍。诗中的松子是松树的种子，也是一种非常常见的坚果。而茯苓则是寄生在松树根上的真菌菌核，诸如李商隐的"碧松之下茯苓多"，陆游"松根茯苓味绝珍"，贾岛"华岳松边采茯神"等诗句，很多诗人都描述过茯苓和松树的这种寄生关系。

对于茯苓，大诗人杜甫有着更深的感情。杜甫被贬后居无定所，过着"残杯与冷炙，到处潜悲辛"的困厄生活，求亲靠友，在成都浣花溪边盖起了一座茅屋，就是《茅屋为秋风所破歌》中提

105

到的茅草屋，"八月秋高风怒号，卷我屋上三重茅"。当时这位忧国忧民的大诗人自己也是饥寒交迫，经常要去山上采挖茯苓，以换取口粮，他的那句"寄语杨员外，山寒少茯苓"，就写出了当时那种悲凉的境遇和惨淡的心境。他还曾有"知子松根长茯苓，迟暮有意来同煮"之句，借着茯苓和松树紧密相连的关系，表达了自己渴望找到志趣相投的友人，也暗含着自己知音难觅的忧伤。

茯苓具有利水渗湿、健脾安神的功效，应用非常广泛，将它与各种药物配伍，都能发挥其独特功效，因此自古就被称为"四时神药"，被认为有益寿延年的保健功效。南北朝名医陶弘景称茯苓为"上品仙药"。黄庭坚在《鹧鸪天》中写道:"汤泛水瓷一坐春,长松林下得灵根(茯苓又名茯灵),吉祥老子亲拈出,个个教成百岁人。"曹雪芹在《红楼梦》多处写到茯苓。有粤籍官员用"茯苓霜"作为礼品拜见贾家,宝玉谈论给林妹妹的药时也提到了"千年松根茯苓胆",可见曹雪芹也非常认可茯苓的功效。茯苓饼、茯苓糕、茯苓酒等,都是常用的以茯苓为主要原料做成的保健食品。

苏轼和他的弟弟苏辙都对茯苓情有独钟。苏东坡曾在《与程正辅书》中记录了用茯苓治愈自己的难言之隐——痔疮的事情:"黑芝麻去皮,九蒸晒;茯苓去皮，入少白蜜为面，食之甚美，如此服食多日，气力不衰，而痔减退。"还说到"只吃此面，不消别药，百病自去，此长年真诀也"。他认为食用芝麻茯苓面能祛百病，使人延年益寿。苏辙少年时脾胃虚弱，体质较差，后来通过食用茯苓，身体状况有了很大的改善，特意写了《服茯苓赋》来记录这个经历。

相比苏轼兄弟的经历，大文豪柳宗元却闹了一个乌龙。他在《柳宗元集》中记载了自己曾患有腹胀心慌的病症，医生建议他食用茯苓。他买来茯苓煮食后，病情不但未得到好转，反而加重。后来才发现，原来他买的根本不是茯

苓，而是由山芋混充的赝品。为此，柳
宗元特意写了《辨茯苓文并序》，指出：
"物固多伪兮，知者盖寡；考之不良兮，
求福得祸！"提醒世人买药材时一定要
辨别真伪。

蝉蜕

蝉

唐·虞世南

垂緌饮清露，流响出疏桐。

居高声自远，非是藉秋风。

　　这首咏蝉的诗是唐朝政治家、诗人虞世南所做。虞世南是凌烟阁二十四功臣之一，被唐太宗李世民赞为具备德行、忠直、博学、文辞、书翰"五绝"的当朝重臣。虞世南描写了蝉高居树上、餐风饮露的清高。蝉鸣声音高彻响亮而远播，却并非是借助秋风的力量，诗人用蝉的清贵自喻，展现了一个政治家的气韵和自信。

一个当朝重臣为何以蝉自拟呢？这是因为古人以为蝉食露水，居高独鸣，所以常将其比作不食人间烟火的清贵高雅之士。如荀子说："饮而不食者，蝉也。"曹植的《蝉赋》也赞蝉："实淡泊而寡欲兮，独怡乐而长吟，声嗷嗷而弥厉兮，似贞士之介心。"欧阳修在《艺文类聚》中引用郭璞《蝉赞》曰："虫之精洁，可贵唯蝉。潜秽弃蜕，饮露恒鲜。"而蝉从破土挣出，攀爬向上，羽化蜕皮，又被赋予了莲花出淤泥而不染的精神。《史记·屈原贾生列传》中有

"自疏濯淖污泥之中，蝉蜕于浊秽"，就将蝉喻为高尚人格之化身。晋代陆云《寒蝉赋》中写蝉"含气饮露，则其清也；黍稷不享，则其廉也；处不巢居，则其俭也；应候有节，则其信也"，赋予了蝉"清廉俭信"的特征，认为"君子则其操，可以事君，可以立身，岂非至德之虫哉"。这就是虞世南咏蝉明志的缘由吧。

在唐朝，除了虞世南的这首《蝉》，骆宾王的《在狱咏蝉》和李商隐的《蝉》也是非常有名，这三首咏蝉诗，被后人誉为"咏蝉三绝"。骆宾王因得罪权贵，身陷囹圄，作《在狱咏蝉》一诗，以蝉喻己，用"露重飞难进，风多响易沉"的诗句，形容自己压力重重，举步维艰，让自己的辩解声都无法发出的困境。而李商隐的《蝉》用"本以高难饱，徒劳恨费声"，描绘了一个栖于高树，餐风饮露，难以果腹，拼命地鸣叫却无人理睬之蝉的形象，表达了诗人深受排挤，漂泊不定，四处呐喊却壮志难酬，怀才不遇的境遇。三首诗都是托物言志，立意不同，各有千秋。不同的人生际遇和心境，会对蝉意有迥然不同的感悟。

除了唐诗，宋词中也有很多名蝉，除了苏轼"殷勤昨夜三更雨，又得浮生一日凉"，路遇"衰草小池塘"边的"乱蝉"；辛弃疾"明月别枝惊鹊，清风半夜鸣蝉"中夏夜里的鸣蝉；还有柳永"寒蝉凄切，对长亭晚，骤雨初歇"中秋雨后的寒蝉。

因为蝉具有鲜明的季节特征性，因此它又被赋予了年复一年、时光易逝的含义，被多愁善感的诗人们赋予了离别思乡、送别离伤的情感。像白居易曾写过两首以《早蝉》为名的诗，分别用"一催衰鬓色，再动故园情"和"一闻愁意结，再听乡心起"抒发了思乡的离愁；在《答梦得闻蝉见寄》中写了"人貌非前日，蝉声似去年"，表达了时光易逝、物是人非的感叹。五代时期的诗人刘昭禹"莫侵残日噪，正在异乡听"，唐代陆畅《闻早蝉》"落日早蝉急，客心闻更愁"，鲍溶《晚山蝉》"山蝉秋晚妨人语，客子惊心马亦嘶"，还有卢殷《晚蝉》"犹畏旅人头不白，再三移树带声飞",也都抒发了诗人客居他乡的思念,孤苦的情感。此外,还有孟浩然"日夕凉风至,闻蝉但益悲",壮志未酬的失意;元稹《送卢戡》"红树蝉声满夕阳,白头相送倍相伤",送别离伤之不舍。此外还有贾岛《病蝉》,"露华凝在腹,尘点误侵睛,黄雀并鸢鸟,俱怀害尔情",表达了作者才华满腹,却被排挤打压的悲怆之情。

其实蝉并非如古人所说的只饮露水,而是靠吸食树木的汁液而生存的昆虫。蝉的幼虫在土中刺吸植物根部汁液,羽化脱壳上树后同样需要吸食树的汁液,所以蝉是名副其实的寄生生物,它的清廉高雅只不过是人们的想象而已。

　　蝉不仅有承载文人墨客情怀思绪的文学价值，还具有非常高的食用和药用价值。我国食蝉的历史悠久，在《礼记》中就有食蝉的记载。蝉的营养价值非常高，是天然的营养滋补品，也一直是盛夏时节一道美味的时令昆虫食品。而蝉羽化时所蜕下的壳是一味常用的中药——蝉蜕，具有疏散风热、透疹止痒、息风止痉、祛障明目的功效，常用于治疗麻疹风疹、风热咳喘、小儿高热烦躁、惊痫抽搐等疾病。

　　小小的蝉为了能羽化飞翔，引吭高歌，在黑暗潮湿的泥土中忍受数年，不断孕育积蓄力量，只为了破土而出的一天，这种精神非常值得我们学习。

灵芝

灵芝篇（节选）

魏晋·曹植

灵芝生王地，朱草被洛滨。

荣华相晃耀，光采晔若神。

  曹植这几句关于灵芝的诗句，描写出神女采撷灵芝时安详而闲适的神态。曹植似乎对灵芝情有独钟，在他很多的诗中都描写了灵芝。这一首《灵芝篇》的开篇几句就把红色灵芝奉为洛水岸边

神女采撷的仙草，充满了无限的荣耀和
光采。除了这首诗，他在《洛神赋》中
的"攘皓腕于神浒兮，采湍濑之玄芝"，
也描写了一幅神女伸出洁白的纤纤玉
手，在急流中采撷岸边灵芝的场景。

诗中神女采集的仙草灵芝，其实是
多孔菌科植物灵芝（赤芝）或紫芝的
子实体，是腐生于栎及其他阔叶树根
部或枯干上的一种菌类。《列子》中记
载，"朽壤之上有菌芝者，煮百沸而清
芳"，南宋《尔雅翼》中载"芝，瑞草，
一岁三华，无根而生"，说明我国古代
已认识到灵芝是不同于土生植物的。也
许是因为灵芝菌盖表面的许多环形轮纹
酷似祥云的形状，因此它自古就被称为
仙草、瑞草、瑶草、还阳草，被认为是

吉祥富贵的征兆。北宋著名诗人秦观曾讲："草之有芝，犹鸟之有凤，兽之有麟，从古相传，以为瑞物。"将灵芝比喻为传说中的凤凰、麒麟等灵禽祥兽，在中国几千年的文化故事中，灵芝被赋予了神秘的光环，并伴之以许多美丽的神话传说。

北魏《水经注》记载灵芝的来由："炎帝（南方天帝赤帝）之季女，名曰瑶姬，未行而亡，葬于巫山之阳，精魂依草，实为灵芝。"把灵芝写成是天帝之幼女瑶姬的精魄所化生。

神话故事《白蛇传》中，中秋佳节白娘子误喝了雄黄酒，现白蛇原形，吓晕了许仙。白娘子只身前往峨眉山，历经千辛万苦，寻到了能"起死回生"的仙草灵芝，"盗仙草"的爱情故事被改编成很多经典曲目在民间广为流传。

葛洪《神仙记》记载，农历三月三日西王母寿诞日，麻姑在绛珠河畔酿灵芝酒，进献给王母做寿礼。传统民间的"麻姑献寿图"就有麻姑手捧灵芝酒、仙鹤嘴衔灵芝的场景。

古代封建社会也把硕大灵芝的出现归结为"天人感应"，认为祥瑞灵芝的出现象征着统治王朝政治清明，帝王英明，广施德政。

《汉书·武帝本纪》载："元封二年六月，甘泉宫中产芝，九茎连叶，为庆祥瑞，赦天下，并作芝房之歌以记其事。"意思是汉武帝的行宫甘泉宫宫殿中出现九朵灵芝，大臣们认为这是天子厚德，天降祥瑞，汉武帝一高兴，便给大臣们加封进爵，大赦天下。

但真正的明君并不会太在意这种无稽之谈，而把为百姓解决温饱，让其安居乐业，作为国泰民安的祥瑞之象。例如康熙年间，广西巡抚陈元龙奏报"桂林山中产有灵芝，时有祥云覆其上"，并进献了一枝高一尺余、状如云朵的灵芝，奏报中还引用《古瑞命记》中"王者慈仁则芝生"等歌颂康熙的君德感天，天降祥瑞。康熙则批阅："史册所载祥异甚多，无益于国计民生。地方收成好、家给人足，即是莫大之祥瑞。"他还指出："史册所载景星、庆云、麟凤、芝草之贺，及焚珠玉于殿前，天书降于承天，此皆虚文，朕所不取。唯日用平常，以实心行实政而已。"康熙还在批奏中强调以后对于这样的事，"朕不必览"。而康熙五十六年，直隶总督赵弘燮也上奏说发现一枝大灵芝，并极力地渲染这是"唐虞之世，芝草献瑞"，即因为皇上仁德治国远胜尧舜时代，皇恩沐泽天下的征象。康熙看了同样不以为然，批阅："所为瑞者，年谷丰登，民有吃的，就是大瑞。"还告诉赵弘燮"真伪不必再言"。康熙心里明白，真正的明君不需要这些所谓的祥瑞之物来证明，老百姓安定康宁才是国家兴旺的标志。

灵芝的"心形"和"云纹"图案在民俗绘画、雕件、古代建筑物、装饰品等器物上屡见不鲜。如由其衍化而成的

"如意"摆件，天安门城楼前华表上的
"蟠龙腾驾灵芝祥云"，天坛祈年殿宝顶
上的"环绕九龙的灵芝祥云"，以及紫
禁城大殿前雕有蟠龙和灵芝祥云的石板
路，孔庙"进士提名碑"基座上雕刻的
灵芝图案等等，都是灵芝文化的表现。

　　灵芝不仅蕴含了吉祥如意的文化意
味，还是一味对人体有较高保健价值
的中药。在陕北出土的壁画中，有一
幅《神农采芝图》，可以将灵芝的药用
历史上溯至公元前4000余年。《神农本
草经》中已将其列为"上品"药材，认
为其可"益心气，补中，增智慧，不
忘，久食，轻身不老延年"，有补气益
血、养心安神、止咳平喘的作用。《本
草纲目》言其"明目益精"。很多古籍

都把灵芝的药用价值渲染了不少神话色彩。曹植在《飞龙篇》中写了遇到骑乘白鹿、手持灵芝的仙人的经历。又如传说唐尧时代的长寿仙翁彭祖的养生之道是"茹芝饮瀑，遁迹养生"；汉乐府诗《长歌行》也描述了"仙人骑白鹿……揽芝获赤幢……发白复更黑，延年寿命长"，认为服食红色灵芝可以延年益寿。

药学研究表明，灵芝含有多种氨基酸、生物碱及无机元素，能增强中枢神经系统功能，促进血液循环，提高机体免疫功能，并有抗过敏、止咳、祛痰作用。所以单从药用价值来说，灵芝也确实是一味有益于百姓的"祥瑞仙草"。

吴茱萸

九月九日忆山东兄弟

唐·王维

独在异乡为异客，每逢佳节倍思亲。
遥知兄弟登高处，遍插茱萸少一人。

　　唐代著名诗人王维用这首诗抒发了身在异乡的游子对家乡亲人的无限思念之情，也描述了古代重阳节这天，人们要登高望远和佩戴吴茱萸的民间习俗。

　　吴茱萸是一味常见的中药，其入药

的部位是果实，具有散寒止痛、降逆止呕、助阳止泻等功效。关于吴茱萸名字的由来，还有这样一个典故。

春秋战国时期，弱小的吴国每年都得按时向强邻楚国进贡。有一年，吴国使者将本国的特产药材"茱萸"献给楚王，傲慢的楚王根本看不起这不起眼的东西。次年，楚王受寒，旧病复发，腹痛如刀绞，群医束手无策，忙将吴国进献的茱萸煎熬成汁，献给楚王服下，片刻止痛，楚王自此便令广植茱萸。几年后，楚国瘟疫流行，全靠茱萸挽救了成千上万百姓的性命。后来楚王在茱萸的前面加上了一个"吴"字，将其改称"吴茱萸"。

重阳佩茱萸的习俗在唐代很盛行，除了王维的《九月九日忆山东兄弟》，杜甫在《九日蓝田崔氏庄》也写道"明年此会知谁健，醉把茱萸仔细看"，表达了对世事难料的惆怅和悲天悯人的情怀。唐代进士万楚在《茱萸女》一诗中也有"山阴柳家女，九日采茱萸，复得东邻伴，双为陌上姝，插花向高髻，结子（茱萸籽）置长裾"的诗句，描绘了女子采茱萸的景象。

重阳节与吴茱萸的关系，在西汉的《西京杂记》中有这样的记载："九月九日佩茱萸，食蓬饵，饮菊花酒，令人长寿。"晋朝周处的《风土记》中也有记载："九月九日折茱萸以插头上，辟除恶气而御初寒。"

南朝神话志怪小说《续齐谐记》中还有一则故事，汝南人桓景随费长房学道法，一日费长房对桓景说："九月九那天，你家将有大灾，必须要佩茱萸、登高山、饮菊酒，方可避祸。"九月初九这天，桓景携家人按照费长房说的做了，傍晚回家一看，家中牲畜都已死亡，家人却得以幸存，故吴茱萸又有"辟邪翁"之名。这个故事虽然具有神话色彩，但却是当时劳动人民从生活经验中总结出的一种简便易行的避瘟防疫法。因为重阳期间，秋雨潮湿，秋热尚存，居处及衣物容易霉变，也容易滋生湿热疫气，吴茱萸有消毒、祛虫的作用，因此重阳佩茱萸的风俗就逐渐流传开来。

《本草纲目》中记载吴茱萸时，引用《淮南万毕术》云："井上宜种茱萸，叶落井中，人饮其水，无瘟疫。"这些都反映了古代先贤预防疾病的医学思想。

朱砂

　　大概是因为太阳、火和血都是红色的缘故，我们祖先在远古时代就存在"红色崇拜"，对红色的喜爱，从史前文明开始一直延续到现在。

　　据考古发现，2700多年前的西周时期，宫廷地面就被涂成红色，祭祀时喜欢选择红色的牛。到了汉朝，红色成为高贵的象征，汉高祖刘邦将红色定为皇家专用颜色，皇帝与皇后所穿的服装以红色为主，就连宫门的柱子也被染成了红色。到了明朝，由于朱元璋姓朱，所以红色更被推崇到无以复加的地步。

朱砂，是一种硫化汞矿物质，粉末呈红色，不易褪色。由于其红色纯正、亮丽，加上最初时取之简便、易得，所以，它成了从古至今"中国红"色彩的主要来源。我国利用朱砂作为红色颜料，最早可追溯到新石器时代，那时很多陶器、木器上面的绘画装饰就是用朱砂为原料勾画的，如距今6000多年的河姆渡遗址第三文化层中发现的漆碗，就是用朱砂涂饰的。朱砂被广泛应用到祭祀、礼仪等各个日常生活领域。最常见的像古时候小孩子眉宇间都用朱砂点一个红点，是为了求吉祥，消灾避祸，额头红点名曰"吉祥点"；还有一层意思，用朱砂为刚刚入学的孩子额头正中点上红点，寓意着孩子从此眼明心明，好读书，读好书，又称之为"开天眼"。

朱砂也确实与读书学习有关。古人读书时往往用红色颜料在书上做注释，而这些红色颜料多以朱砂为主要材料制作而成，所以这种红色的注释叫做"朱批"。到了清朝，朱批则特指皇帝用朱笔在奏章上所作的批示。清代雍正皇帝就用朱砂作为颜料批阅奏章，他在位 13 年中，使用朱砂书写了 1000 余万字，这些朱批至今依旧颜色艳丽，没有褪色，说明朱砂制成的红色颜料经久耐磨，附着力强。后来为庆祝中华人民共和国成立十五周年，李可染根据毛泽东主席《沁园春·长沙》名句"看万山红遍，层林尽染"创作的《万山红遍》就是用了半斤乾隆御用朱砂画成的，大量浓密的朱砂点，使画面效果格外震撼，成为举世瞩目的名画。

朱砂除了可以做颜料，还是一味重要的中药。《神农本草经》将朱砂列为上品药之首，说它能治"身体五脏百病，养精神，安魂魄，益气明目，杀精魅邪恶鬼，久服通神明不老"。《珍珠囊》云："心热非此不能除……辟除鬼魅百邪之神物。"意为朱砂可用来安魂魄。朱砂的安神功能被历代医家广泛应用于临床，常用来治疗癫狂惊乱、精神恍惚、寝寐不安、小儿惊风等病症。曹雪芹在《红楼梦》中就写了王熙凤的女儿巧姐在发热惊风时用朱砂来治疗的情节。据史书记载，光绪皇帝也经常服用

"朱砂莲心散"和"归神丹"。我们日常生活中常听说的"朱砂安神丸"也是具有镇静安神作用的中成药。

朱砂通常取微量（0.1 ～ 0.5g）做成丸药或者散剂，治疗口疮喉痹、疮疡肿毒等症可以适量外用。但本品有一定毒性，大家自己可千万别乱用，一定要找专业医师诊治后处方应用。

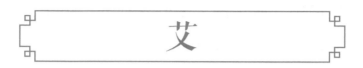

艾

浣溪沙·软草平莎过雨新

宋·苏轼

软草平莎过雨新，轻沙走马路无尘。何时收拾耦耕身？

日暖桑麻光似泼，风来蒿艾气如薰。使君元是此中人。

柔软平整的草地经过雨洗后，显得碧绿清新，骑马走在雨后的沙土路上不会扬起灰尘。何时才能收拾行装归耕于田野呢？看着沐浴在春日水泼一样光辉中的桑麻，暖风吹来了艾草的熏香，我岂非已经是田野中的农人了啊。

民谚说："清明插柳，端午插艾。"端午期间，时近夏至，天气转热，空气潮湿，蚊虫滋生，传染病增多，而艾草具有辟邪驱瘴、预防疾病的功效，还具有清除室内异味、驱除蚊虫的功效，所以在端午节，家家户户挂艾草，用以祛除瘟疫之气，预防疾病。因此端午节也被称为中国古代的卫生节。除了端午节，在传染病流行时期，我们也可以通过燃烧艾条等方法进行空气消毒，对传染病进行预防。

艾灸疗法自古就备受推崇，中国用艾叶来进行灸治的传统已经有数千年的历史。起初用于灸法的草药很多，《五十二病方》中就有用芥子泥、蒲席、梓叶实施灸法的记载，艾草只是众多草药之一。后来艾草渐渐脱颖而出，并最终取代其他药物，成为灸治的重要原料。古人认为"日为天之阳，艾为地之阳"。现代科学研究也表明，艾草光合作用效率非常高，生长过程中能吸收较多的太阳光能。艾灸过程中，艾能释放大量阳气，被人体吸收，循经走络，直达病灶，可有效祛除寒湿邪气，祛病延年。民间曾流传一句话——"家有三年艾，郎中不用来"。《孟子·离娄上》也记载："七年之病，求三年之艾。"都说明了艾叶具有很高的药用价值。

艾灸治疗具有简便验廉的特点，非

常适合日常保健和疾病防治。南宋著名的画家李唐，擅长山水画和人物画，其流传下来的为数不多的作品中就有一幅《灸艾图》。图中描绘的是一位村医坐在小板凳上，正在为患者灸灼背部。此图是我国最早以医事为题材的绘画作品之一，现存于中国台湾省的台北故宫博物院。

艾灸不但在民间应用广泛，历代宫廷也对艾灸情有独钟。《宋史·太祖本纪》就记载了皇帝亲自艾灸的故事："太宗尝病亟，帝往视之，亲为灼艾。太宗觉痛，帝亦取艾自灸。"说的是宋太祖赵匡胤的弟弟（即后来的宋太宗赵光义）生病了，赵匡胤急忙前去探望，并亲自手持艾条为弟弟灸疗。赵光义因艾灸灼烤而感到疼痛，赵匡胤心有不忍，于是也给自己艾灸，分担弟弟的痛楚。后来就有了成语"灼艾分痛"，来记载赵匡胤对弟弟的深情厚谊，也用来弘扬和赞颂手足之情。

珍珠

采珠歌

清·冯敏昌

江浦茫茫月影孤，一舟才过一舟呼。

舟舟过去何舟得，采得珠来泪已枯。

天然珍珠是外界杂质进入贝类的外套膜内，贝类软体为了保护自己而分泌出一种珍珠质，层层包裹异物形成赘生物，日久而形成的。《尚书·禹贡》中有"淮夷宾珠"的记载，《格致镜原·装台记》中记载周文王曾用珍珠装饰于发冠，《韩非子》中有"隋侯之珠，不饰以银黄，其质其美，物不足以饰"的记载，说明早在数千年前，人们就已发现并开始使用珍珠。但封建社会中，美丽的珍珠带给百姓的却未必是幸福，这首诗写的就是采珠百姓处于王命赋税和生计的双重逼迫下，悲惨采珠的场景。

广西合浦是中国汉代海上丝绸之路的始发港之一，其所在的东南沿海自古盛产珍珠，是"中国南珠之乡"。从秦始皇开始，朝廷就要求合浦一带郡县进献贡珠，珍奇硕大的珍珠更是成为官员用以献媚的宝物。史书就记载了东汉桂阳太守文砻向汉顺帝"献珠求媚"的故事。据《合浦县志》记载："合浦南部地瘠人贫，不种粮食，耕海采珠，以珠易米。"古郡合浦沿海土地贫瘠，没有田农，百姓唯以采珠为业，孩子"年十余岁，使教入水"，劳苦百姓所处境况正是"曾驱万命沉渊底，争似当年去不还"。据《后汉书》记载，合浦沿海的珍珠贝在频繁密集的捕捞下，不堪其扰，逐渐迁移到邻近交趾郡的海域了，这种现象被称为"珠逃交趾"。后孟尝太守上任后，革除弊端，不准滥捕，合浦南珠又逐渐生长繁衍，这就是"珠还合浦"的典故由来。

而到了宋朝，宋太祖则曾亲下诏令，要求合浦一带定期向朝廷进贡南珠。岭南王刘铢为了讨好宋太祖，选用

上好的合浦珍珠制作成马鞍，美其名曰
"珠龙玉鞍"，进献给宋太祖，宋太祖很
高兴，赞曰"铢好工巧……倘能移于治
国，岂至灭亡哉"，对刘铢予重任。

历代珠民为了生计，必须冒险到与
越南交界的险阻深水处采珠，无数珠民
葬身海中，李白有诗讲"相逢问疾苦，
泪尽曰南珠"。明朝廉州知府林兆珂在
《采珠行》中也说到："哀哀呼天天不闻，
十万壮丁半生死。"李时珍也在《本草
纲目·真珠》中曾描述了珠民采珠的艰
险："以长绳系腰，携篮入水，拾蚌入
篮，即振绳令舟人急取之。若有一线之
血浮水，则葬鱼腹矣。"

珍珠如此被追捧，除了因为它是一
种珍贵的珠宝，还因为它有一定的药用

功效。《本草纲目》中记载："珍珠味咸，甘寒无毒。镇心。点目，去肤翳障膜。涂面，令人润泽好颜色。涂手足，去皮肤逆胪……坠痰，除面䵟，止泄……除小儿惊热，安魂魄。止遗精白浊。解痘疔毒。"即珍珠具有安神定惊、明目消翳、解毒生肌、祛斑美白的作用。

桑

乡村四月

宋·翁卷

绿遍山原白满川，子规声里雨如烟。
乡村四月闲人少，才了蚕桑又插田。

这首诗描写了一幅江南农村初夏时节的田野风光和农忙场景：原野草木葱郁，稻田里天水交相辉映，杜鹃在蒙蒙的烟雨中啼叫。无法偷闲的农人们刚刚结束了蚕桑的工作，又要准备插秧了。

我国桑蚕业历史悠久，约在 5000
年以前，我们的祖先就开始栽植桑树。
殷商时期的甲骨文中已经有桑、蚕、
丝、帛等文字，战国时期的出土文物
上很多也有桑树的形象。《诗经》《尚
书》《山海经》《淮南子》《史记》等典
籍中都有对桑树的描述。《史记》记载：
"楚平王以其边邑钟离与吴边邑卑梁氏
俱蚕，两女子争桑相攻，乃大怒，至于
两国举兵相伐。"讲的是吴楚两国的两
名采桑女因争夺桑叶而发生争斗，结果
引发两个国家的兵戎相见，由此可见古
代社会栽桑养蚕在传统农业中的重要地
位。蚕桑业是丝绸最主要的来源，《孟
子》记载："五亩之地，树之以桑，五十
者可以衣帛矣。"意思是五亩大的田地，

种上桑树，等到五十岁的时候就可以穿丝织品了。公元六七世纪时的中国就被希腊等国家称为"绢国之都"，随着横贯欧亚大陆的南北丝绸之路及通往日本、朝鲜的海上丝绸之路的兴起，蚕桑业承载了政治、经济、外交、文化等诸多重要使命。

桑树不仅可以养蚕取丝，桑木还可制器具，桑皮可作造纸原料，桑椹可供食用、酿酒，实用价值非常高。《本草纲目》记载桑椹是可以救急救荒的食物："史言魏武帝军乏食，帝得干椹以济饥。金末大荒，民皆食椹，获活者不可胜计。则椹之干湿皆可救荒，平时不可不收集也。"

元代郭居敬《二十四孝故事》中记

载了一个桑椹救饥荒的故事：汉代蔡顺，少年丧父，事母甚孝。当时正值兵乱和饥荒，只得每日拾桑椹充饥。一天路遇王莽赤眉军，得知蔡顺特意将熟透的桑椹和青涩的桑椹装在两个篮子中，分别给母亲和自己食用时，赤眉军怜其孝心，送给他两斗白米、一只牛蹄，嘱咐他带回去供奉他的母亲，以示敬意。后人还有诗赞："黑椹奉萱帏，啼饥泪满衣。赤眉知孝顺，牛米赠君归。"

此外，桑树的叶、皮、枝、果、根均可以作为药材。经霜打之后的桑叶药力更佳，具有疏风清热、清肺润燥、平肝明目、凉血止血等功效。《本草纲目》就载有桑叶外洗治青盲（即青光眼）法："昔武胜军宋仲孚患此（即青光眼）

二十年，用此法，二年目明如故……屡有效验。"其用法是"新采青桑叶阴干，逐月按日就地上烧存性，于瓷器内煎减二分，倾出澄清，温热洗目"。桑叶还具有显著的清热解毒的作用，古代有"温病初起必用桑叶"之说。桑叶还有治疗盗汗（即夜间睡卧出汗）之功效。宋代《夷坚志》记载了一个单用桑叶治疗严山寺游僧盗汗病的故事。同时，桑椹也是一味药食同源的中药，《本草经疏》载："桑椹者，桑之精华所结也。"《滇南本草》云："桑椹益肾脏而固精，久服黑发明目。"此外，桑树的根皮即是中药桑白皮，可利尿、镇咳；桑树的嫩枝即中药桑枝，具有祛风通络止痛的功效。

也许正因为桑树用途之大，因此桑树在古人的心中是神圣的，古代的许多重要仪礼也都在桑树之下举行。《战国策》中记载"昔者尧见舜于草茅之中，席陇亩而荫庇桑，阴移而授天下传"，讲的就是尧在桑树下把天下禅让给了舜。晋代《神仙传》中记载仙女麻姑"已见东海三为桑田"，即仙人麻姑多次见证了东海变成桑田，后来就用"沧海桑田"的成语来比喻世事变迁，人生无常。《礼记·射义》则记载"男子生，桑弧蓬矢六，以射天地四方"，意思是男孩出生后，用桑木做的弓和蓬梗做的箭射向天地四方，象征孩子长大后有四方之志，后来就用"桑弧蓬矢"代指男子的远大志向。《桃花源记》描绘

149

的世外桃源中也"有良田美池桑竹之属"。因为古人常常在住宅旁栽种桑树和梓树，后世就把"桑梓"作为家乡的代称，故有"桑梓之地，父母之邦"之说。赞扬某人为家乡造福，也往往用"功在桑梓"。

神圣的桑树在历代文学作品中有着多彩的身影。《诗经》中收录许多以桑为题材的诗篇，如《魏风·十亩之间》曰："十亩之间兮，桑者闲闲兮，行与子还兮！十亩之外兮，桑者泄泄兮，行与子逝兮！"呈现了一幅采桑女在大片桑林中愉快劳动的情景。汉乐府民歌《陌上桑》有"罗敷喜蚕桑，采桑城南隅"，讲述了一个美丽、聪慧、坚贞的采桑女罗敷，采桑路上遇到高高在上的使君挑逗，不为所动，机智拒绝的故事。李白的《子夜吴歌·春歌》有"秦地罗敷女，采桑绿水边……蚕饥妾欲去，五马莫留连"之句，也赞颂了罗敷不为富贵动心的高尚品质。

桑树也存在于很多田园诗人心中。陶渊明的"狗吠深巷中，鸡鸣桑树颠"，孟浩然的"开轩面场圃，把酒话桑麻"，范成大的"桑下春蔬绿满畦，菘心青嫩芥薹肥"和"童孙未解供耕织，也傍桑阴学种瓜"，以及辛弃疾"陌上柔桑破嫩芽，东邻蚕种已生些"等诗句中，都出现了桑树。此外，"桑榆"一词也有日暮、尾声、结果之意。《后汉书》有"失之东隅，收之桑榆"，指在起先有所失，而终有所得。后也用桑榆比喻人的暮年，王勃在《滕王阁序》中用"东隅已逝，桑榆非晚"来表达自己的抱负未展和怀才不遇的愤懑心情。"莫道桑榆晚，为霞尚满天"，意思是日落时光照桑榆树端时，虽已近傍晚，但霞光余辉照样可以映红满天，表达的是即便诗人已经步入晚年，却仍然可以发挥余热，绽放出美好的光辉。